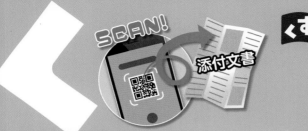

SCAN!
添付文書

JN070518

助産師
のための 薬 これだけ

編著 **中田雅彦**
東邦大学大学院医学研究科産科婦人科学講座 教授

 メディカ出版

はじめに

　皆さま、本書を手に取っていただきありがとうございます。本書は、ズバリ、「周産期で必要なくすり」をまとめたものです。医療の現場で使用する薬剤はたくさんありますが、その中でも周産期領域において使用する機会の多い薬剤、産科特有の薬剤、妊産褥婦に使用する際に迷ってしまう薬剤などを取り上げました。

　本書の特長は、持ち歩きやすいポケットサイズで、忙しいときにもすばやく調べられるような内容になっていることです。患者さんからの質問や処方の内容を調べたいときにも、いつもポケットに携帯してさっと必要な情報を調べることができます。しかも、周産期に使われる薬を厳選して掲載しているので、助産師はもちろん、周産期のケアに携わるナースに役立つ情報を満載しています。

　各薬剤は一般名だけでなく、代表的な商品名とその他よく使われる後発品も掲載しています。また、"これだけ"は知っておくべき3つの特徴をあげ、医療の現場で必要な情報だけをすっきり＆コンパクトに解説しています。そして薬剤の添付文書がQRコード®にリンクされていますので、より深く情報を知りたいときにも便利です。

　薬剤の中には、適応や作用機序などの分類上、重複して掲載されているものもありますが、それぞれに要点がまとめられていますので、併せて読んでいただければ幸いです。

　本書が、日々の忙しい業務のサポートに役立つツールとして、皆さまに貢献できることを願ってやみません。

2021年2月

中田　雅彦

本書の特長と使い方

- 1 部の産科の薬では、①～⑧の項目を掲載しました。
- ① **薬剤名**：一般名と代表的な商品名（後発品含む）
- ② **投薬方法**：投薬方法を 7 種類のアイコンで示しました。

錠剤　　注射　　点滴　　吸入　　貼付　　塗布　　その他

- ③ **QRコード®**：主な薬剤の添付文書が読み取れます。
- ④ **薬の詳細**：「薬価」「使用方法」「効果発現までの時間・作用時間」など、薬剤についての必携知識を解説しました。

1部 産科の薬

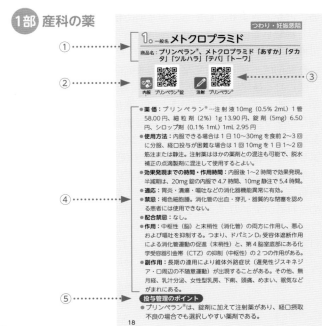

⑤**投与管理のポイント**：「投与管理」「観察・アセスメント」「妊産婦支援・ケア」などのポイントを解説しました。

⑥**くすこれ3ポイント！**：とくに重要な「助産・看護のポイント」を3つにまとめました。

⑦**胎児毒性・乳汁移行**：薬剤による胎児毒性や乳汁移行への影響について解説しました。

⑧**Topics**：押さえておきたい情報をトピックスにまとめました。

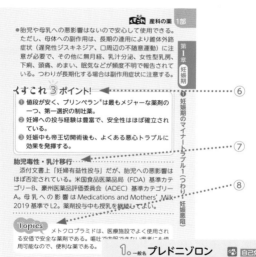

● 胎児や母乳への悪影響はないので安心して使用できる。ただし、母体への副作用は、長期の連用により錐体外路症状（遅発性ジスキネジア、口周辺の不随意運動）に注意が必要で、その他に無月経、乳汁分泌、女性型乳房、下痢、頭痛、めまい、眠気などが頻度不明で報告されている。つわりが長期化する場合は副作用症状に注意する。

くすこれ3ポイント！ ← ⑥

❶ 値段が安く、プリンペラン®は最もメジャーな薬剤の一つ、第一選択の制吐薬。

❷ 妊婦への投与経験は豊富で、安全性はほぼ確立されている。

❸ 妊娠中も帝王切開術後も、よくある悪心トラブルに効果を発揮する。

胎児毒性・乳汁移行 ← ⑦

添付文書上「妊婦有益性投与」だが、胎児への悪影響はほぼ否定されている。米国食品医薬品局（FDA）基準カテゴリーB、豪州医薬品評価委員会（ADEC）基準カテゴリーA。母乳への影響はMedications and Mothers' Milk 2019基準でL2。薬剤投与中も授乳を継続してよい。 ← ⑧

Topics メトクロプラミドは、医療施設でよく使用される安価で安全な薬剤である。嘔吐がみられないときにも使用可能なので、便利な薬である。

第1章 妊娠期 妊娠期のマイナートラブル1（つわり） 妊娠悪阻

2部 他科の薬

● 2部の他科の薬では、「薬剤名」「投薬方法」「くすりの詳細」「助産師's Check！」を掲載しました。

1. **一般名 プレドニゾロン** 🔵 自己免疫疾患

商品名：**プレドニン®、プレドニゾロン**

● **分類**：副腎皮質ホルモン製剤。

● **使用方法**：1日5～60mgを1～4回に分けて内服。年齢、症状により適宜増減。

● **注意**：副作用の発現に十分な配慮と観察を行う。長期間使用している場合は、徐々に漸減する。

● **副作用**：誘発感染症、感染症の増悪、糖尿病、消化管潰瘍、膵炎、精神変調、骨粗鬆症など。

助産師's Check！

❶ 関節リウマチ、全身性エリテマトーデス、炎症性腸疾患などの治療薬に用いられる。

❷ プレドニゾロンに催奇形性はなく、胎盤通過性が低いので妊娠でも安心して使用できる。妊娠中は10～15mg/日までで管理する。

❸ パルス治療中（短期間、集中的に大量投与する治療）以外は、授乳可能である。

助産師
のための 薬 これ だけ

くすこれ

contents

contents

contents

編集・執筆者一覧

● 編　著

中田 雅彦　　東邦大学大学院医学研究科産科婦人科学講座
　　　　　　　教授　　　　　　　　1部…第2章 1〜5

● 執　筆

彦坂 慈子　　東京都立墨東病院産婦人科・周産期センター
　　　　　　　医員　　　　　　　　1部…第1章 1〜5

大井 理恵　　優ウィメンズクリニック産婦人科
　　　　　　　　　　　　1部…第1章 6・7・60・67・68

三輪 一知郎　山口県立総合医療センター産科診療部長
　　　　　　　　　　　　　1部…第1章 8〜10・16〜18

永井 立平　　高知医療センター産科科長
　　　　　　1部…第1章 11・12・27・28　　2部…12・13

住江 正大　　福岡市立こども病院産科
　　　　　　　1部…第1章 13〜15　　2部…16・17

永松 健　　　東京大学医学部附属病院女性診療科・産科
　　　　　　　准教授　　　　　　　1部…第1章 19〜22

米田 徳子　　富山大学附属病院産婦人科診療講師
　　　　　　1部…第1章 23　　2部…1・2・14・15

池ノ上 学　　慶應義塾大学医学部産婦人科学教室助教
　　　　　　　　　　　1部…第1章 24〜26・29・30・39

成瀬 勝彦　　奈良県立医科大学産婦人科学教室講師
　　　　　　　　　　　　　1部…第1章 31〜35・40〜49

13

田中 幹二　弘前大学医学部附属病院周産母子センター診療教授　1部…第1章 36〜38

川端 伊久乃　日本医科大学付属病院女性診療科・産科講師
1部…第1章 50〜53　2部…3〜11

古谷 菜摘　聖マリアンナ医科大学産婦人科学
1部…第1章 54〜57

長谷川 潤一　同 教授　1部…第1章 54〜57

小田上 瑞葉　横浜市立大学附属市民総合医療センター総合周産期母子医療センター助教
1部…第1章 58・59・61・62

中西 沙由理　横浜市立大学附属市民総合医療センター総合周産期母子医療センター助教
1部…第1章 63〜66

青木 茂　同 准教授　1部…第1章 63〜66

森川 守　北海道大学大学院医学研究院専門医学系部門産婦人科学教室准教授　1部…第1章 69〜77

松田 秀雄　松田母子クリニック院長　1部…第1章 78〜82

平井 千裕　順天堂大学医学部産婦人科学講座非常勤講師／麻生ウイメンズクリニック院長
1部…第2章 6〜9

竹田 純　順天堂大学医学部産婦人科学講座准教授
1部…第2章 10〜19

青木 宏明　青木産婦人科医院院長　1部…第3章 1〜7

安田 貴昭　埼玉医科大学総合医療センターメンタルクリニック講師
1部…第3章 8〜12

日根 幸太郎　　東邦大学医療センター大森病院新生児科助教

1部…第4章

高倉 翔　　三重大学医学部産科婦人科学教室

2部…18〜20・25〜27

田中 博明　　同 講師　　2部…18〜20・25〜27

田嶋 敦　　鉄蕉会亀田総合病院産婦人科部長／総合周産
期母子医療センター センター長　2部…21〜24

古川 力三　　東邦大学医療センター大森病院麻酔科

2部…28〜30

本書の利用にあたって

- 本書の情報は、2021年1月現在のものです。第1〜4章に掲載された薬価は2021年1月適用のものです。

- QRコード®※1 の情報は、本書発行日（最新のもの）より2年間有効です。QRコード®から読み取れる薬剤の添付文書は、定期的に最新情報に更新しておりますが、一時的にリンクが切れて読み取れなくなることがございます※2。また、有効期間終了後、QRコード®を最新情報に更新するサービスは、読者に通知なく休止もしくは廃止する場合がございます。

- 本書で取り上げる商品の解説には、一部適応外（承認外）の使用も含まれます。実際の使用にあたっては、必ず個々の添付文書を参照し、その内容を十分に理解した上でご使用ください。

- 本書の記載内容には正確を期するように努めておりますが、薬剤情報は変更されることがありますので、薬剤の使用時には最新の添付文書などをご参照ください。また、従来の治療や薬剤の使用による不測の事故に対し、著者および当社は責を負いかねます。

※1：QRコード®はデンソーウェーブの登録商標です。
※2：QRコード®の閲覧には、別途通信料がかかりますので、ご注意ください。

産科の薬 1部

1。一般名 メトクロプラミド

商品名：プリンペラン®、メトクロプラミド「あすか」「タカタ」「ツルハラ」「テバ」「トーワ」

 内服 プリンペラン®錠　 注射 プリンペラン®

- **薬価**：プリンペラン®…注射液10mg（0.5% 2mL）1管58.00円、細粒剤（2%）1g 13.90円、錠剤（5mg）6.50円、シロップ剤（0.1% 1mL）1mL 2.95円
- **使用方法**：内服できる場合は1日10〜30mgを食前2〜3回に分服、経口投与が困難な場合は1回10mgを1日1〜2回筋注または静注。注射薬はほかの薬剤との混注も可能で、脱水補正の点滴製剤に混注して使用するとよい。
- **効果発現までの時間・作用時間**：内服後1〜2時間で効果発現。半減期は、20mg錠の内服で4.7時間、10mg静注で5.4時間。
- **適応**：胃炎・潰瘍・嘔吐などの消化器機能異常に有効。
- **禁忌**：褐色細胞腫。消化管の出血・穿孔・器質的な閉塞を認める患者には使用できない。
- **配合禁忌**：なし。
- **作用**：中枢性（脳）と末梢性（消化管）の両方に作用し、悪心および嘔吐を抑制する。つまり、ドパミン D_2 受容体遮断作用による消化管運動の促進（末梢性）と、第4脳室底部にある化学受容器引金帯（CTZ）の抑制（中枢性）の2つの作用がある。
- **副作用**：長期の連用により錐体外路症状（遅発性ジスキネジア・口周辺の不随意運動）が出現することがある。その他、無月経、乳汁分泌、女性型乳房、下痢、頭痛、めまい、眠気などがまれにある。

投与管理のポイント

- プリンペラン®は、錠剤に加えて注射薬があり、経口摂取不良の場合でも選択しやすい薬剤である。

● 胎児や母乳への悪影響はないので安心して使用できる。ただし、母体への副作用は、長期の連用により錐体外路症状（遅発性ジスキネジア、口周辺の不随意運動）に注意が必要で、その他に無月経、乳汁分泌、女性型乳房、下痢、頭痛、めまい、眠気などが頻度不明で報告されている。つわりが長期化する場合は副作用症状に注意する。

くすこれ❸ポイント！

❶ 値段が安く、プリンペラン®は最もメジャーな薬剤の一つ、第一選択の制吐薬。

❷ 妊婦への投与経験は豊富で、安全性はほぼ確立されている。

❸ 妊娠中も帝王切開術後も、よくある悪心トラブルに効果を発揮する。

胎児毒性・乳汁移行

　添付文書上「妊婦有益性投与」だが、胎児への悪影響はほぼ否定されている。米国食品医薬品局（FDA）基準カテゴリーB、豪州医薬品評価委員会（ADEC）基準カテゴリーA。母乳への影響はMedications and Mothers' Milk 2019基準でL2。薬剤投与中も授乳を継続してよい。

Topics

　メトクロプラミドは、医療施設でよく使用される安価で安全な薬剤である。嘔吐で内服できない患者にも使用可能なので、便利な薬である。

（彦坂 慈子）

2. 一般名 ジメンヒドリナート

商品名：**ドラマミン®**

内服 ドラマミン®

- **薬価**：ドラマミン®…錠剤（50mg）11.00 円
- **使用方法**：1回1錠（50mg）を1日3〜4回内服、1日200mg まで使用可能。
- **効果発現までの時間・作用時間**：1時間程度で効果を発揮し、半減期は 8.5 時間。
- **適応**：術後の悪心・嘔吐。動揺病、メニエール症候群、放射線宿酔による悪心・嘔吐、めまい。妊娠悪阻は適応外使用。
- **併用禁忌**：ジフェニルメタン系薬の過敏症。モノアミン酸化酵素阻害薬（抗うつ薬やパーキンソン病の薬）を使用中の患者。
- **配合禁忌**：なし。
- **作用**：中枢性の制吐薬。ヒスタミン H_1 受容体拮抗薬（抗ヒスタミン薬）。嘔吐中枢や CTZ 抑制作用を有する。
- **副作用**：眠気、頭重感、全身倦怠感などが多い。その他、胸やけ、胃痛、手足のしびれ、手指の振戦、めまい、目のかすみ、ふらつき、不眠、知覚異常、発疹、光線過敏症、口喝などがまれにある。いずれも頻度は不明。

投与管理のポイント

- 剤形が錠剤だけなので、嘔吐が強い場合は使用できない。添付文書上「妊婦有益性投与」だが、ヒスタミン H_1 受容体拮抗薬の安全性は確認されている。副作用は、眠気、頭重感、全身倦怠感などが多い。眠気に注意が必要で、内服時は車の運転など危険を伴う機械の操作はしないように説明する。また、処方に際し、妊娠悪阻に適応外使用であることを患者に説明する。

くすこれ 3 ポイント!

1. 30 分～1 時間で効果発現が早い。
2. 悪阻には適応外使用だが、妊婦にも外来で処方しやすい安全な薬。
3. 眠気に注意が必要で、帰宅時の車の運転は禁止。

胎児毒性・乳汁移行

添付文書上「妊婦有益性投与」だが、ヒスタミン H_1 受容体拮抗薬の安全性は確認されている。豪州 ADEC 基準カテゴリーA。母乳への影響は Medications and Mothers' Milk 2019 基準で L2。薬剤投与中も授乳継続してよい。

Topics

ドラマミン®は眠気を誘うので、悪阻の疲れを少しでもいやすために、ぼうっとしたいときに使ってみる。

(彦坂 慈子)

3. 一般名 プロメタジン塩酸塩

商品名：ピレチア®、ヒベルナ®

内服 ピレチア®錠、細粒　　注射 ヒベルナ®

- **薬価**：ピレチア®…錠剤（5mg、25mg）5.70 円、細粒剤（10%）1g 6.30 円、ヒベルナ®…注（2.5% 1mL）1 管 59.00 円
- **使用方法**：内服できる場合は 1 回 5〜25mg を 1 日 1〜3 回服用。経口投与困難な場合は 1 回 5〜50mg を皮下または筋注。
- **効果発現までの時間・作用時間**：内服後 2〜3 時間で効果発現。半減期は内服で 13 時間。
- **適応**：振戦麻痺、パーキンソニズム、感冒などの上気道炎に伴うくしゃみ・鼻汁・咳嗽など。蕁麻疹。動揺病。妊娠悪阻は適応外使用。
- **禁忌**：フェノチアジン系薬の過敏症、昏睡状態、緑内障、麻酔薬などの中枢神経抑制薬の強い影響下。
- **併用禁忌**：抗コリン作用を持つ薬剤、中枢神経抑制薬、降圧薬、飲酒。
- **作用**：中枢性の制吐薬。ドパミン D_2 受容体を遮断し CTZ を抑制する。
- **副作用**：眠気、口喝、頭痛が多い。まれに悪性症候群、錐体外路症状、血圧降下、頻脈などの抗コリン作用を認める。その他、発疹、光線過敏症、肝障害、白血球・顆粒球減少、めまい、悪心・嘔吐などが頻度不明で報告されている。

投与管理のポイント

- 錠剤・注射薬があるので、経口摂取不良の場合も選択しやすい薬剤である。
- 鎮静作用が強いので、悪心を忘れてボーっとしたい場合は使うとよい。

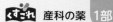

● 副作用には、眠気、口喝、頭痛が多い。眠気を催すので、本剤投与中の患者には車の運転など危険を伴う機械の操作に従事させないように十分注意する。

くすこれ ③ ポイント!

❶ 錠剤・注射薬があるので、経口摂取不良の場合も選択しやすい薬剤である。

❷ 鎮静作用を併せ持つので、悪心を忘れて眠りたい妊婦におすすめ。

❸ 眠気を催すので、帰宅時の車の運転は禁止と説明する。

胎児毒性・乳汁移行

ランダム化比較試験（RCT）で妊娠悪阻への有効性が確認されているが、添付文書上「妊婦へは投与しないことが望ましい」と記載されている。胎児への明らかな悪影響は報告されていない。豪州 ADEC 基準カテゴリーC。母乳への影響は Medications and Mothers' Milk 2019 基準でL3。授乳中も継続してよいが児の状況に配慮する必要があり、児の無呼吸や活気不良、体重増加不良などがあれば薬剤変更が望ましい。

Topics

抗ヒスタミン薬だが、アレルギー性疾患にはあまり使用されない。制吐作用だけでなく、鎮静作用が強いので、悪心を忘れてボーっとしたい場合は使うとよい。

(彦坂 慈子)

第1章 妊娠期　❶ 妊娠期のマイナートラブル1（つわり・妊娠悪阻）

4. 一般名 オンダンセトロン塩酸塩水和物

商品名：**オンダンセトロン**

 内服　オンダンセトロン　　 注射　オンダンセトロン

- ●**薬価**：オンダンセトロン…口腔内崩壊フィルム剤（2mg、4mg）2mg 391.90 円、4mg 509.00 円、注射液（2mg/1mL、4mg/2mL）2mg/1 管 546.00 円、4mg/1 管 1,289.00 円（注射液はメーカーによっても薬価が異なる）
- ●**使用方法**：1 日 1 回 4mg 内服。口腔内崩壊錠があり水分がとれなくても服用できる。効果不十分の場合は 1 日 1 回 4mg の注射薬を使用する。
- ●**効果発現までの時間・作用時間**：内服後 1〜2 時間で効果発現。半減期は内服で 4.8 時間。
- ●**適応**：抗悪性腫瘍薬投与に伴う悪心・嘔吐。妊娠悪阻は適応外使用。
- ●**禁忌**：なし。
- ●**併用注意**：フェニトイン、カルバマゼピン、リファンピシンの作用減弱。セロトニン作用薬（選択的セロトニン再取込み阻害薬［SSRI］、セロトニン・ノルアドレナリン再取込み阻害薬［SNRI］）などの作用増強。
- ●**作用**：中枢性・末梢性制吐薬。セロトニン 5-HT$_3$ 受容体拮抗薬。ステロイドとの併用は強力な制吐作用を示す。
- ●**副作用**：肝障害、発疹、搔痒、頭痛、ふるえ感、眠気、下痢、便秘、不随意運動などがまれにある。

投与管理のポイント

- ●本来は化学療法薬の悪心・嘔吐に有効な、強力な制吐薬。抗がん薬との併用でのみ保険適用となるので、妊娠悪阻は適応外使用になる。

くすこれ ❸ ポイント！

❶ 1日1回服用で効果が長持ちする、強力な制吐薬。

❷ 他の精神神経系の薬剤と飲み合わせがあるので注意が必要。

❸ 新しい薬剤なので安全性が不確実だが、現在までに胎児に対する悪影響の報告はない。

胎児毒性・乳汁移行

　プロメタジン塩酸塩（p.22）と同程度の有効性があり奇形率も増加しなかったことが報告されている。添付文書上「妊婦有益性投与」だが妊婦への使用経験はまだ十分ではない。豪州 ADEC 基準カテゴリーB1。母乳への影響は Medications and Mothers' Milk 2019 基準で L2。乳汁への悪影響は報告がない。

Topics　セロトニン 5-HT$_3$ 受容体拮抗薬は、ステロイドとの併用でさらに強力な制吐作用を示す。

（彦坂 慈子）

25

5. 一般名 小半夏加茯苓湯
ショウハン ゲ カ ブクリョウトウ

商品名：**ツムラ小半夏加茯苓湯顆粒（21）、コタロー小半夏加茯苓湯細粒（N21）、クラシエ小半夏加茯苓湯細粒（KB-21、EK-21）**

内服 ツムラ小半夏加茯苓湯エキス顆粒（医療用）

- **薬価：**ツムラ小半夏加茯苓湯エキス顆粒（医療用）…顆粒剤（1包2.5g）10.80円
- **使用方法：**1回1包（2.5g）、1日2〜3回、食前または食間に水またはぬるま湯で溶いて内服する。
- **適応：**妊娠嘔吐（つわり）、その他の諸病の嘔吐（急性胃腸炎、湿性胸膜炎、水腫性脚気、蓄膿症）。
- **禁忌、併用禁忌、副作用：**記載なし。

投与管理のポイント

- 半夏、茯苓、生姜の混合生薬。
ハン ゲ　ブクリョウ　ショウキョウ
- 漢方は西洋薬に拒否的な妊婦の受け入れもよいので、導入に使うと効果的。似たような生薬で、半夏厚朴湯もしばしば使用される。うつ状態がある場合などは半夏厚朴湯のほうがよい。一般的には、複数の漢方薬の併用はしない。
ハン ゲ コウボクトウ

くすこれ 3 ポイント！

❶ 昔から、「つわり」に使用されており、安心して服用できる代表的な漢方薬。

❷ 食欲がなくて胃に水分がたまっている感じがするときに効果を発揮する。

❸ 漢方薬は、日本人の妊婦に好まれており、独特の風味が可能なら試してみよう。

胎児毒性・乳汁移行‥‥‥‥‥‥‥‥‥‥‥‥‥‥‥‥‥‥‥‥

添付文書上「妊婦有益性投与」だが、悪影響は報告されていない。

‥‥‥‥‥‥‥‥‥‥‥‥‥‥‥‥‥‥‥‥‥‥‥‥‥‥‥‥‥‥

Topics 西洋薬に抵抗のある妊婦に漢方薬は受け入れられやすいので、比較的導入が容易である。妊娠中に使用可能なマルチビタミン製剤も併せておすすめ。

(彦坂 慈子)

6. 一般名 含糖酸化鉄

商品名：**フェジン®**

点滴　フェジン®

- ●**薬価**：フェジン®…静注（40mg 2mL）1 管 60 円
- ●**使用方法**：1 日 1～3 アンプル（鉄として 40～120mg）を 2 分以上かけて緩徐に静注。希釈する場合は「10～20％ブドウ糖液で 5～10 倍に希釈」が添付文書通りの方法であるが、5％ブドウ糖液 50～100mL に溶解して 30 分程度かけて点滴静注している施設も多い [1]。
- ●**効果**：1 日当たり 0.181～0.527（平均 0.341）g/dL のヘモグロビン増加が見込まれる。
- ●**適応**：鉄欠乏性貧血で、経口用鉄剤の投与が困難または不適当な場合に限る。
- ●**禁忌**：鉄欠乏状態にない患者、重篤な肝障害、本剤の成分に過敏症の既往歴。
- ●**作用**：コロイド性の鉄剤。血流中で徐々に解離し利用される。定量的な投与が可能。
- ●**副作用**：過敏症、肝逸脱酵素上昇、悪心・嘔吐、精神神経系症状、その他（発熱、悪寒、心悸亢進、四肢疼痛など）。

投与管理のポイント

- ●基本的には経口用鉄剤を選択する。フェジン®の用法上の注意に「鉄経口剤の投与困難又は不適当な場合に限り使用」と明記されている。フェジン®過剰投与による医原性ヘモクロマトーシス・肝障害の報告がある [2]。
- ●過剰鉄が妊娠に及ぼす影響として、血清鉄 400μg/dL 以上で臓器障害を呈した妊婦において、自然流産・早産・母体死亡のリスクが高かったとする報告もある [3]。

くすこれ ③ ポイント!

❶ 静注でも経口投与でも貧血治癒までの時間は変わらないので、静注は経口投与不可の患者に限るべき。

❷ ヘモグロビン値回復後も貯蔵鉄が回復するまで投与を継続する必要がある。

❸ 鉄の過剰投与は有害であり、鉄欠乏状態にない患者への投与は慎まなければならない。

胎児毒性・乳汁移行

胎児へは、胎盤を通過して移行しトランスフェリン鉄となる。

Topics

長らく国内の注射用鉄剤はフェジン®だけであったが、2020年9月に新しい注射用鉄剤フェインジェクト®（カルボキシマルトース第二鉄注射液）が発売された。この新薬は1バイアルに鉄500mgを含有しており、週1回1バイアルの静注を月に3回行うことでヘモグロビン値を3〜4g/dL上昇させる⁴⁾。通院や注射の回数が少なくてすむ新薬の誕生により、患者および医療者双方の選択の幅が広がることが期待できる。

（大井 理恵）

7. 一般名 クエン酸第一鉄ナトリウム

商品名：フェロミア®、クエン酸第一鉄 Na ［JG］「サワイ」、
クエン酸第一鉄ナトリウム「ツルハラ」

内服 フェロミア®錠、顆粒

- **薬価**：フェロミア®…錠剤（50mg）8.40 円、顆粒剤（8.3%）
 1g 13.90 円
- **使用方法**：1 日 2～4 錠（鉄として 100～200mg）を 1～2 回
 分服。
- **効果発現までの時間**：服用開始 3～5 日後に網赤血球増加と総
 鉄結合能低下が見られ始め、ヘモグロビン値改善は 2 カ月以
 内に期待できる [1]。
- **適応**：鉄欠乏性貧血。
- **禁忌**：鉄欠乏状態にない患者。
- **作用**：非イオン型鉄剤であり、胃腸粘膜を刺激する鉄イオンを
 遊離しない。
- **副作用**：消化器症状（悪心・嘔吐など）、過敏症、肝障害、精
 神神経系症状（頭痛・めまいなど）、その他。

投与管理のポイント

- 基本的には経口用鉄剤を選択する。
- 投与するべき総投与鉄量の計算式に「中尾の式」がある
 （総投与鉄量 [mg] = {2.72 ×（目標 Hb 濃度 [g/dL] −
 治療前 Hb 濃度 [g/dL]）+ 17}×体重 [kg]）。経口用鉄
 剤の吸収率は鉄欠乏状態にある患者では 50～60 %[2] な
 ので、フェロミア® 50 mg 錠を 4 錠/日で投与すると 1
 日に 100～120 mg の鉄が吸収される計算になり、投与
 期間は総鉄投与量（mg）÷ 120（mg/日）で算出される。

くすこれ ③ ポイント!

❶ 静注でも経口投与でも貧血治癒までの時間は変わらないので、静注は経口投与不可の患者に限るべき。

❷ ヘモグロビン値回復後も貯蔵鉄が回復するまで投与を継続する必要がある。

❸ 鉄の過剰投与は有害であり、鉄欠乏状態にない患者への投与は慎まなければならない。

胎児毒性・乳汁移行 ‥‥‥‥‥‥‥‥‥‥‥‥‥‥‥‥‥‥‥‥

　胎児へは、胎盤を通過して移行しトランスフェリン鉄となる。フェロミア®使用成績調査として母体が投与を受けた胎児・新生児の追跡が行われ、特に問題は認められなかった[3]。

> **Topics** 「立ちくらみがあるので鉄剤を処方してほしい」と妊婦から相談を受けたら、立ちくらみは貧血ではなく低血圧の症状と考えられること、鉄欠乏状態の評価を省いて鉄剤を処方すべきでないことを、指導するのが望ましい[4]。

（大井 理恵）

第１章 妊娠期

❷ 妊娠期のマイナートラブル2（貧血）

8. 一般名 酸化マグネシウム

商品名：マグミット®、酸化マグネシウム

内服　マグミット®錠

- **薬価**：マグミット®…錠剤（200mg、250mg、330mg、500mg）
  5.70 円、細粒剤（83%）11.10 円
- **使用方法**：1 日 2g を食前または食後の 3 回に分割経口投与するか、就寝前に 1 回経口投与。
- **効果発現までの時間**：内服 8～10 時間で効果発現。12～24 時間と記載されているものもある。
- **適応**：便秘症。
- **禁忌**：なし。
- **併用禁忌**：なし。
- **作用**：腸管から体内へと吸収される水分を腸管内に保持し、便に水分を含ませることで容量を増大し、軟らかくする。その刺激で腸管の蠕動運動が起こる。
- **副作用**：腹痛、下痢、高マグネシウム血症。

投与管理のポイント

- 適切な食事・生活指導を行っても便秘が改善しない妊産褥婦に対しては、酸化マグネシウムが第一選択である。
- 習慣性がないので長期使用できる。
- マグネシウムはもともと体内に存在するものなので、催奇形性はなく、授乳にも影響はない。妊娠初期から産褥期まで使用可能である。

くすこれ 3 ポイント!

❶ 薬剤選択のポイント：一般的に、妊産褥婦に対する便秘薬は酸化マグネシウムが第一選択である。

❷ 使用期間のポイント：長期使用可能である。

❸ 安全性のポイント：催奇形性はなく、授乳にも影響はない。

胎児毒性 ⋯⋯⋯⋯⋯⋯⋯⋯⋯⋯⋯⋯⋯⋯⋯⋯⋯⋯⋯⋯⋯⋯⋯⋯

なし。

⋯⋯⋯⋯⋯⋯⋯⋯⋯⋯⋯⋯⋯⋯⋯⋯⋯⋯⋯⋯⋯⋯⋯⋯⋯⋯⋯⋯⋯

（三輪 一知郎）

9. 一般名 センノシド

商品名：**プルゼニド®、センノシド、ソルダナ**

内服　プルゼニド®

- **薬価：**プルゼニド®…糖衣錠（12mg）5.70円、センノシド…糖衣錠（12mg）5.10円、顆粒剤（8%）12.40円
- **使用方法：**1日1回、12～24mgを就寝前に経口投与。
- **効果発現までの時間：**内服8～10時間で効果発現。
- **適応：**便秘症。
- **禁忌：**急性腹症が疑われる患者、痙攣性便秘の患者、重症の硬結便のある患者は禁忌。電解質失調のある患者には大量投与を避けること。
- **併用禁忌：**なし。
- **作用：**刺激性下剤であるセンノシドは、大腸でレインアンスロンになると大腸の蠕動運動を亢進させる[1]。
- **副作用：**腹痛、下痢、腹鳴、悪心・嘔吐。

投与管理のポイント

- 一般的に、妊産褥婦に対する便秘薬は酸化マグネシウムが第一選択であり、それでも効果がない場合にセンノシドを追加する。
- 習慣性があるので長期投与は避けるべきである。
- 添付文書には、妊娠または妊娠している可能性のある婦人は「原則禁忌」の記載があり、子宮収縮を誘発して、流早産になる危険性があるので大量に服用しないよう指導すると記載されているが、実際に流早産したという報告はない[2]。また授乳婦が服用した場合、乳児に下痢が見られたとの報告もあるが、通常量であれば、妊産褥婦の使用は可能である。

くすこれ 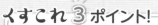 ポイント！

❶ 薬剤選択のポイント：酸化マグネシウムで便秘が改善しない妊産褥婦に対しては、センノシドを追加投与する。

❷ 投与期間のポイント：長期投与は避ける。

❸ 安全性のポイント：通常量であれば、妊産褥婦の使用は可能である。

胎児毒性 ···
なし。
··

（三輪 一知郎）

10. 一般名 ピコスルファートナトリウム水和物

商品名：ラキソベロン®、ピコスルファート Na「武田テバ」ほか

内服　ラキソベロン®内用液

- **薬価**：ラキソベロン®…錠剤（2.5mg）7.60 円、液剤（0.75%）1mL 20.70 円
- **使用方法**：1 日 1 回、10〜15 滴を経口投与。
- **効果発現までの時間**：内服 7〜12 時間で効果発現。
- **適応**：便秘症。
- **禁忌**：急性腹症が疑われる患者、腸管に閉塞のある患者またはその疑いのある患者は禁忌。
- **併用禁忌**：なし。
- **作用**：刺激性下剤であるピコスルファートナトリウム水和物は、大腸でジフェノール体になると大腸の蠕動運動を亢進させる[1]。
- **副作用**：腹痛、腹鳴、悪心・嘔吐。

投与管理のポイント

- 一般的に、妊産褥婦に対する便秘薬は酸化マグネシウムが第一選択であり、それでも効果がない場合にピコスルファートナトリウム水和物を追加する。
- 習慣性があるので長期投与は避けるべきである。
- 添付文書には、妊娠または妊娠している可能性のある婦人は、「治療上の有益性が危険性を上回ると判断される場合にのみ投与する」と記載されており、子宮収縮を誘発して、流早産になる危険性があるので大量に服用しないよう指導すると記載されているが、胎児および授乳への影響はほとんどない[2]。作用は強力であるが、習慣性があるので長期投与には適さない。ごくまれに腸閉塞、腸管穿孔、

虚血性腸炎などが起こる可能性があるので注意を要する。

くすこれ ③ ポイント!

❶ 薬剤選択のポイント：酸化マグネシウムで便秘が改善しない妊産褥婦に対しては、ピコスルファートナトリウム水和物を追加投与する。

❷ 投与期間のポイント：長期投与は避ける。

❸ 安全性のポイント：通常量であれば、妊産褥婦の使用は可能である。

胎児毒性 ・・
　なし。
・・

（三輪 一知郎）

11. 一般名 大腸菌死菌・ヒドロコルチゾン配合

商品名：強力ポステリザン®、ヘモポリゾン

 塗布 強力ポステリザン®　 塗布 ヘモポリゾン

- **薬価**：強力ポステリザン®…軟膏剤 1g 20.90 円、ヘモポリゾン…軟膏剤 1g 13.90 円
- **使用方法**：適量を 1 日 1～数回患部に塗布。症状により適宜増減。
- **適応**：痔核に伴う症状（出血、疼痛、腫脹）の寛解。軽度な直腸炎の症状の寛解。
- **禁忌**：過敏症、局所に真菌症・結核性感染症・ウイルス性感染症のある場合。
- **配合禁忌**：特記すべき事項なし。
- **作用**：ステロイドによる抗炎症作用、感染予防（大腸菌死菌浮遊液）。
- **副作用**：搔痒感、過敏症、眼圧亢進、緑内障、後嚢白内障。

投与管理のポイント

- 痔核は肛門管局所の静脈圧亢進によって引き起こされる静脈瘤の一種であり、妊娠末期や分娩後に増悪することが多い。便秘は痔核を増悪させるため、十分な水分補給や食物繊維が豊富な食事を多く摂るようにするなど、日常から食生活に留意し便秘予防を行う。あらかじめ増悪が想定される場合は緩下剤などを積極的に使用する[1]。また、排便後の温水洗浄便座使用や長時間の座位は避けるなど肛門への刺激を回避する。入浴などで患部を温水に浸し血行促進作用を期待して症状緩和を試みることも有効である。

- ステロイド、局所麻酔薬、および抗菌薬など、それぞれの成分による抗炎症性、鎮痛性、鎮痒性、および局所麻酔薬の局所鎮痛効果が期待される。掻痒や腫脹のみならネリプロクト®坐剤（p.40）、痛みが強く二次感染も危惧される場合は強力ポステリザン軟膏など、症状に合わせて薬剤を使い分けて用いてもよい。

- 症状は分娩後に軽快することがほとんどであり、可能な限り薬剤による保存的治療が試されるが、再発性および重度の痔核は外科的処置（痔核摘出）が必要となる。外科的処置は妊娠期間中でも必要に応じて安全に行うことができるとされる[2, 3]。

くすこれ 3 ポイント!

❶ 痔核ができにくい環境を整える。
❷ 症状に合わせて使い分ける。
❸ 場合によっては外科的処置を考慮する。

胎児毒性・・・
　なし。

Topics

　近年の研究から、炎症がさまざまな疾患の背景にあることが分かっている。腸内フローラを整えることで痔核の症状も軽減するとされており、早産予防の可能性も指摘されている。妊娠前から腸内フローラを整えることが妊婦の悩みを減らすのかもしれない。

（永井 立平）

ジフルコルトロン吉草酸エステル・リドカイン配合

12. 一般名

商品名：**ネリプロクト®**、ネリザ、ネリコルト

塗布 ネリプロクト®　　その他 ネリプロクト®坐剤

- **薬価**：ネリプロクト®…軟膏剤 1g 29.40 円、坐剤 32.20 円、ネリザ®…軟膏剤 1g 17.4 円、坐剤 20.3 円、ネリコルト…坐剤 20.3 円
- **使用方法**：適量を 1 日 1〜数回患部に塗布。症状により適宜増減。
- **作用時間**：特記すべき事項なし。
- **適応**：痔核に伴う症状（出血、疼痛、腫脹）の寛解。
- **禁忌**：過敏症、局所に真菌症・結核性感染症・ウイルス性感染症のある場合。
- **配合禁忌**：特記すべき事項なし。
- **作用**：ステロイドによる抗炎症作用、局所麻酔薬による鎮痛作用。
- **副作用**：全てにおいて掻痒感、過敏症、鼓腸放屁、刺激感、下痢、悪心、眠気、頭痛、ほてり、真菌症、ウイルス性および細菌性感染症。

投与管理のポイント

- 痔核は肛門管局所の静脈圧亢進によって引き起こされる静脈瘤の一種であり、妊娠末期や分娩後に増悪することが多い。便秘は痔核を増悪させるため、十分な水分補給や食物繊維が豊富な食事を多く摂るようにするなど、日常からの食生活に留意し便秘予防を行う。あらかじめ増悪が想定される場合は緩下剤などを積極的に使用する [1]。また、排便後の温水洗浄便座使用や長時間の座位は避けるなど肛門への刺激を回避する。入浴などで患部を温水

に浸し血行を促進することは、症状緩和に有効である。

● ステロイド、局所麻酔薬、および抗菌薬など、それぞれの成分による抗炎症性、鎮痛性、鎮痒性、および局所麻酔薬の局所鎮痛効果が期待される。掻痒や腫脹のみならネリプロクト坐剤、痛みが強く二次感染も危惧される場合は強力ポステリザン®軟膏（p.38）など、症状に合わせて薬剤を使い分けて用いてもよい。

● 症状は分娩後に軽快することがほとんどであり、可能な限り薬剤による保存的治療が試されるが、再発性および重度の痔核は外科的処置（痔核摘出）が必要となる。外科的処置は妊娠期間中でも必要に応じて安全に行うことができるとされる[2, 3]。

くすこれ ③ ポイント!

❶ 痔核ができにくい環境を整える。
❷ 症状に合わせて薬剤を使い分ける。
❸ 場合によっては外科的処置を考慮する。

胎児毒性‥‥‥‥‥‥‥‥‥‥‥‥‥‥‥‥‥‥‥‥‥‥‥
なし。

Topics 近年の研究から、炎症がさまざまな疾患の背景にあることが分かっている。腸内フローラを整えることで痔核の症状も軽減するとされており、早産予防の可能性も指摘されている。妊娠前から腸内フローラを整えることが妊婦の悩みを減らすのかもしれない。

（永井 立平）

13. 一般名 メトクロプラミド

商品名：プリンペラン®、メトクロプラミド「あすか」「タカタ」「ツルハラ」「テバ」「トーワ」

 内服　プリンペラン®錠　　注射　プリンペラン®　

- **薬価**：プリンペラン®…注射液 10mg（0.5% 2mL）1 管 58.00 円、細粒剤（2%）1g 13.90 円、錠剤（5mg）6.50 円、シロップ剤（0.1% 1mL）1mL 2.95 円
- **使用方法**：内服できる場合、1 日 10～30mg を食前 2～3 回に分服。経口投与が困難な場合は、1 回 10mg を 1 日 1～2 回筋注または静注。点滴に混注してもよい。半減期は 20mg 内服で 4.7 時間。10mg 静注で 5.4 時間。
- **作用時間**：1 時間後に最高血中濃度となる。
- **適応**：①消化器機能異常（悪心・嘔吐、食欲不振、腹部膨満感）、胃炎、胃・十二指腸潰瘍、胆囊・胆道疾患、腎炎、尿毒症、乳幼児嘔吐、薬剤（制がん剤、抗菌薬、抗結核薬、麻酔薬）投与時、胃内・気管内挿管時、放射線照射時、開腹術後。② X 線検査時のバリウムの通過促進。
- **禁忌**：褐色細胞腫の疑いのある患者（急激な昇圧発作を起こす恐れがある）。消化管に出血、穿孔または器質的閉塞のある患者（消化管運動の亢進作用があるため、症状を悪化させる恐れがある）。
- **併用禁忌**：禁忌ではないが、抗ドパミン作用を持つフェノチアジン系薬剤などの抗精神病薬は内分泌異常や錐体外路症状が出現しやすくなる。
- **作用**：抗ドパミン薬。消化管運動を亢進させ、消化管運動の低下などによる悪心、胸やけ、食欲不振などを改善する。
- **副作用**：錐体外路症状、手指振戦、筋硬直、焦燥感、ショック、アナフィラキシー、悪性症候群、意識障害、痙攣、遅発性ジスキネジア。

投与管理のポイント

● 本剤の投与により、内分泌機能異常（プロラクチン値上昇）、錐体外路症状などの副作用が現れることがあるので、有効性と安全性を十分考慮の上で投与する。

● 眠気、眩暈が現れることがあるので、本剤投与中の患者には自動車の運転など危険を伴う機械の操作に従事させないように注意する。

● 制吐作用を有するため、ほかの薬剤に基づく中毒、腸閉塞、脳腫瘍などによる嘔吐症状を不顕性化することがあるので注意する。

くすこれ 3 ポイント！

❶ 過去の報告では妊娠初期での使用で大奇形、自然流産、低出生体重児の発生率は増加しないとされており、つわりによる消化器症状の軽減のために処方されることもある。

❷ 中枢性嘔吐、末梢性嘔吐、消化管運動調節のいずれにも有効かつ副作用が少ない。

❸ 血液脳関門を通過するため、脳内でもドパミン受容体をブロックして薬剤性パーキンソン症候群を引き起こし、いわゆる錐体外路症状が出現し得る。

胎児毒性

Matok らはイスラエル南部で 10 年間に出生した約 11 万強の乳児のデータを調査し、母親が妊娠初期にメトクロプラミドを服用（1 日 30mg、平均 7.2 ± 5.4 日）していた約 3,500 児について奇形発生などを調べたが、同剤曝露による関連は見られず、「安全に対する保証が与えられた」と報告している[1]。

（住江 正大）

14. 一般名 レバミピド

商品名：ムコスタ®、レバミピド

内服　ムコスタ®錠、顆粒

- **薬価**：ムコスタ®…錠剤（100mg）11.80 円、顆粒剤（20%）1g 22.30 円
- **使用方法**：1 回 1 錠または顆粒 0.5g（レバミピドとして 100mg）、1 日 3 回、朝夕および就寝前に服用。
- **作用時間**：1 時間後に最高血中濃度となる。
- **適応**：①胃潰瘍、②急性胃炎、慢性胃炎の急性増悪期の胃粘膜病変（びらん、出血、発赤、浮腫）の改善。
- **禁忌**：なし。
- **併用禁忌**：なし。
- **作用**：多くの作用が報告されているが、大きく分けて胃粘膜のプロスタグランジン増加作用に代表される「胃粘膜保護や治癒促進に関する作用」と、フリーラジカル抑制作用に代表される「胃の炎症に対する作用」が認められている。
- **副作用**：発疹、かゆみ、湿疹・蕁麻疹、ショック、アナフィラキシー、白血球減少、血小板減少、肝機能障害、黄疸。

投与管理のポイント

- ある医療に関するサイトの医師会員を対象に、消化性潰瘍や胃炎の治療に使用される防御因子増強薬のうち最も処方頻度の高いものを聞いたところ、第 1 位はレバミピドであったそうである。第 2 位のテプレノン（セルベックス®）の 17.7%、第 3 位のアズレンスルホン酸ナトリウム水和物（アズノール®）5.7% に大差をつけ、医師の 61.8% がレバミピドを挙げており、最も人気のある防御因子増強薬であることが分かった。

くすこれ ③ ポイント！

❶ 胃を守る粘液を増やしたり、胃粘膜の血流を良くすることで、胃酸に対する防御機能を高める。

❷ 強い作用はないが、副作用もほとんどない。そのためこの部類で一番よく処方されており、胃炎や胃潰瘍の治療に広く用いられている。

❸ 鎮痛薬などほかの薬剤による胃の荒れを予防する目的で同時に処方されることも多い。

胎児毒性

妊娠初期の疫学研究の報告はないが、有害事象の報告もない。

(住江 正大)

15. 一般名 ファモチジン

商品名：ガスター®、ファモチジン

  内服 ガスター®糖衣錠

  注射 ガスター®

- **薬価**：ガスター®…糖衣錠・口腔内崩壊錠（10mg、20mg）10mg 20.80円、20mg 25.30円、散　剤（2%、10%）2% 38.40円、10% 171.50円、注射液（10mg 1mL）1管 130.00円

- **使用方法**：ファモチジンとして1回10mgを1日2回（朝食後、夕食後または就寝前）服用。1回20mgを1日1回（就寝前）服用することもできる。年齢・症状により適宜増減。上部消化管出血の場合には注射で治療を開始し、内服可能になった後は経口投与に切り替える。

- **作用時間**：2.7時間後に最高血中濃度となり、半減期3.6時間。

- **適応**：①胃潰瘍、十二指腸潰瘍、吻合部潰瘍、上部消化管出血（消化性潰瘍、急性ストレス潰瘍、出血性胃炎による）、逆流性食道炎、Zollinger-Ellison症候群。②急性胃炎、慢性胃炎の急性増悪期における胃粘膜病変（びらん、出血、発赤、浮腫）。

- **禁忌**：なし。

- **併用禁忌**：禁忌ではないが、ファモチジンの胃酸分泌作用によりアゾール系抗真菌薬の経口吸収を低下させる。

- **作用**：胃粘膜壁細胞のヒスタミンH_2受容体を選択的に遮断し、強力かつ持続的に胃酸分泌を抑制する。各種刺激薬による胃酸分泌およびペプシン分泌を抑制するほかに、胃粘膜血流量を増加させるなどの作用を有する。

- **副作用**：痙攣、過敏症、白血球減少、便秘、下痢、再生不良性貧血、肝機能障害、横紋筋融解症、QT延長、間質性腎炎、間質性肺炎、ショック、アナフィラキシー。

投与管理のポイント

●急に投与を中止すると反発的に胃酸の分泌が増え、潰瘍が悪化したり再発する恐れがあるため、中止するときは医師の判断で徐々に減量する必要がある。ガスター®は市販されているため、医師の処方なしでも購入できる。そのため自己調節しがちな薬剤であるが、上記の点も含めて医師または薬剤師に相談して内服量および期間を決定することが重要である。

くすこれ ③ ポイント!

❶ 作用機序から H_2 拮抗薬とか H_2 ブロッカーと呼ばれ、ヒスタミン受容体拮抗薬に分類される。この系統の薬剤の開発により、胃潰瘍の治癒率が大きく向上した。

❷ 現在でも消化性潰瘍治療の第一選択である。

❸ 作用時間が長いので1日1回もしくは2回の服用で済む。

胎児毒性

H_2 受容体拮抗薬で比較的疫学研究が多くなされているシメチジンとラニチジン塩酸塩では奇形発生率の増加を認めていない。ほかの H_2 受容体拮抗薬でも同様の疫学研究が散見され、H_2 受容体拮抗薬全体で胎児への催奇形性には関連しない可能性が高い。

(住江 正大)

47

16. ヒドロコルチゾン酪酸エステル

一般名

商品名：**ロコイド®**

塗布 ロコイド®軟膏、クリーム

- **薬価**：ロコイド®…軟膏剤 1g 12.90 円、クリーム剤 1g 12.90 円
- **使用方法**：適量を 1 日 1〜数回患部に塗布。症状により適宜増減。
- **効果発現までの時間**：短時間。
- **適応**：湿疹・皮膚炎群（進行性指掌角皮症、ビダール苔癬、脂漏性皮膚炎を含む）、痒疹群（蕁麻疹様苔癬、ストロフルス、固定蕁麻疹を含む）、乾癬、掌蹠膿疱症。
- **禁忌**：細菌・真菌・スピロヘータ・ウイルス皮膚感染症、および動物性皮膚疾患（疥癬、けじらみなど）、鼓膜に穿孔のある湿疹性外耳道炎、潰瘍（ベーチェット病は除く）、第 2 度深在性以上の熱傷・凍傷。
- **併用禁忌**：なし。
- **作用**：抗炎症作用があり、皮膚の赤み、はれ、かゆみなどの症状を改善する。
- **副作用**：皮膚炎、乾皮様皮膚、ざ瘡様疹、搔痒感、毛疱炎。眼瞼皮膚への使用に際しては、眼圧亢進、緑内障、白内障を起こす恐れがあるので注意すること。

投与管理のポイント

- ステロイド外用薬の強さは、最も強い 1 群から、最も弱い 5 群までの 5 段階に分類される。ヒドロコルチゾン酪酸エステルは 4 群（medium）に属するので、比較的軽い症状のときに用いるほか、顔などのデリケートな患部にも使用しやすい。

- 1週間程度使用しても症状が改善しない場合は、薬剤変更または専門医へのコンサルトを考慮する。
- 添付文書には、「妊娠又は妊娠している可能性のある婦人に対しては大量又は長期にわたる広範囲の使用を避けること（動物実験で催奇形作用が報告されている[1]）」と記載されている。大量とは1日に10gチューブを使い切るような量、長期とは数カ月以上であり、一般的な用法・用量であれば胎児に影響することはない。

くすこれ ③ ポイント！

❶ 薬剤選択のポイント：さまざまな湿疹・皮膚疾患に使用できる。
❷ 薬剤変更のポイント：1週間程度を目安に使用する。
❸ 安全性のポイント：一般的な用法・用量であれば、体内への吸収量は無視できるほどで、胎児に影響することはない。

胎児毒性
なし。

（三輪 一知郎）

17. 一般名 ジフェンヒドラミン

商品名：レスタミン®コーワ、ジフェンヒドラミン

塗布　レスタミン®コーワ

- **薬価**：レスタミン®コーワ…クリーム（1%）1g 2.88 円
- **使用方法**：症状に応じて適量を 1 日数回患部に塗布または塗擦。
- **効果発現までの時間**：短時間。
- **適応**：蕁麻疹、湿疹、小児ストロフルス、皮膚搔痒症、虫さされ。
- **禁忌**：なし。
- **併用禁忌**：なし。
- **作用**：ヒスタミン H_1 受容体と結合して抗ヒスタミン作用を発揮する。
- **副作用**：過敏症（皮膚の発赤、腫脹、搔痒感、湿潤など）。

> ## 投与管理のポイント

- 皮膚症状が比較的軽く、かゆみを抑えることで、頻繁に患部に触れないようにしたい場合に用いる。
- 1 週間程度使用しても症状が改善しない場合は、薬剤変更または専門医へのコンサルトを考慮する。
- 妊娠初期にジフェンヒドラミンを内服した妊婦に関する研究では、本剤の服用と先天異常の関連は認められていない [1]。

くすこれ 3 ポイント!

❶ 薬剤選択のポイント：かゆみを抑えたい場合に使用する。

❷ 薬剤変更のポイント：1週間程度を目安に使用する。

❸ 安全性のポイント：催奇形性はなく、授乳にも影響はない。

胎児毒性
なし。

（三輪 一知郎）

18. 一般名 ヘパリン類似物質

商品名：**ヒルドイド®、ヘパリン類似物質、ビーソフテン®**

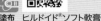

塗布 ヒルドイド®ソフト軟膏

- ●**薬価**：ヒルドイド®…軟膏剤（0.3%）1g 21.60 円、クリーム剤（0.3%）1g 21.60 円、ローション剤（0.3%）1g 21.60 円、フォーム剤（0.3%）1g 21.70 円、ゲル剤（0.3%）1g 12.60 円
- ●**使用方法**：症状に応じて適量を 1 日数回患部に塗布または塗擦。
- ●**効果発現までの時間**：短時間。
- ●**適応**：血栓性静脈炎（痔核を含む）、血行障害に基づく疼痛と炎症性疾患（注射後の硬結ならびに疼痛）、凍瘡、肥厚性瘢痕・ケロイドの治療と予防、進行性指掌角皮症、皮脂欠乏症、外傷（打撲、捻挫、挫傷）後の腫脹・血腫・腱鞘炎・筋肉痛・関節炎、筋性斜頸（乳児期）。
- ●**禁忌**：出血性血液疾患（血友病、血小板減少症、紫斑病など）のある患者。僅少な出血でも重大な結果を来すことが予想される患者。
- ●**併用禁忌**：なし。
- ●**作用**：持続性のある高い保湿作用および血行促進作用を有する。
- ●**副作用**：過敏症（皮膚刺激感、皮膚炎、掻痒、発赤、発疹、潮紅など）、紫斑。

投与管理のポイント

- ●剤形には軟膏、クリーム、ローション、スプレーがある。患者の皮膚の状態や塗布部位、使用する季節や時間帯に合わせて、各剤形を使い分けることが大切である。
- ●1 週間程度使用しても症状が改善しない場合は、薬剤変更または専門医へのコンサルトを考慮する。

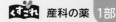

● 添付文書には、「妊娠中の投与に関する安全性は確立していない」と記載されているが、もともと体内に存在するヘパリンの類似物質なので、催奇形性はなく、授乳にも影響はない。

くすこれ ③ ポイント!

❶ 薬剤選択のポイント：ヘパリン類似物質含有製剤は、代表的な保湿剤である。

❷ 薬剤変更のポイント：1週間程度を目安に使用する。

❸ 安全性のポイント：催奇形性はなく、授乳にも影響はない。

胎児毒性・・・・・・・・・・・・・・・・・・・・・・・・・・・・・・・・・・・・・・・

なし。

・・・

（三輪 一知郎）

19. 一般名 アスピリン

商品名：**バイアスピリン®**、アスピリン腸溶錠「JG」「ZE」
「トーワ」「日医工」「ファイザー」

内服　バイアスピリン®

- **薬価**：バイアスピリン®…錠剤（100mg）5.70 円
- **使用方法**：1 日 1 回 1 錠を内服。
- **効果発現までの時間・作用時間**：24 時間以内で作用発現。投与後 7 日後まで作用持続。
- **適応**：抗リン脂質抗体症候群のように何らかの血液凝固に関わる異常が流死産の原因である場合。
- **禁忌**：アスピリン喘息や消化性潰瘍。投与時期は日本の添付文書では胎児の出血傾向や動脈管狭窄への可能性を考慮して分娩 12 週以内は禁忌となっているが、海外では妊娠末期まで継続的に使用されることが一般的。
- **作用**：低用量のアスピリンとヘパリンカルシウム（p.56）の併用療法を行う[1]。低用量アスピリンとヘパリンカルシウムの抗血小板作用と抗凝固作用の総合的な効果が発揮される。
- **副作用**：喘息の誘発、消化性潰瘍の増悪。

投与管理のポイント

- 流産が 2 回連続する場合を反復流産、3 回連続する場合を習慣流産と呼ぶ。それに対して、不育症はより広い概念であり、流産だけでなく死産、新生児死亡など含めてそれらの繰り返しにより生児を得られない状態である[2]。低用量アスピリンとヘパリンカルシウムの併用療法は、投与中は特にヘパリンによる副作用の出現や、適切な用量で自己皮下注が行われているか十分注意して管理を行うことが大切である。

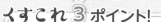
くすこれ ③ ポイント!

❶ 胎盤機能の改善を期待して、流産や妊娠高血圧症候群の防止を目的として使用される場合がある。

❷ 添付文書では、出産予定日 12 週以内での服用が禁忌となっているため、それを超えて服用が必要と判断する場合には、十分な説明と同意の下に使用することが望ましい。

❸ 分娩時の出血量増加を回避するため、低用量アスピリンは分娩の 1 週間前で終了するのが望ましい。

胎児毒性・乳汁移行

低用量アスピリンは胎盤通過性はあるが、妊娠初期に使用しても胎児の構造異常を生じる危険性はないとされている。

（永松 健）

20. 一般名 ヘパリンカルシウム

商品名：**ヘパリンカルシウム「モチダ」「AY」**

注射　ヘパリンカルシウム「モチダ」

- **薬価**：ヘパリンカルシウム皮下注5千U「モチダ」…注射液（5千U）1筒 319.00 円
- **使用方法**：1日2回、12時間ごとに自己皮下注を行う。
- **効果発現までの時間・作用時間**：皮下注後6時間で効果が最大、12時間まで作用持続。
- **適応**：抗リン脂質抗体症候群のように何らかの血液凝固に関わる異常が流死産の原因である場合。抗リン脂質抗体が陽性の不育症女性に対する在宅自己注射の保険適用が認められている。
- **禁忌**：ヘパリンへのアレルギー既往。
- **作用**：低用量のアスピリン（p.54）とヘパリンカルシウムの併用療法を行う[1]。低用量アスピリンとヘパリンカルシウムの抗血小板作用と抗凝固作用の総合的な効果が発揮される。
- **副作用**：ヘパリンの胎盤通過性はないので胎児への影響の懸念はないが、母体側に、ヘパリン起因性血小板減少症という重篤な副作用が出現する場合がある。また骨量の減少や肝機能障害が生じることもあるので、副作用の発生について継続的な注意が必要となる。

投与管理のポイント

- 流産が2回連続する場合を反復流産、3回連続する場合を習慣流産と呼ぶ。それに対して、不育症はより広い概念であり、流産だけでなく死産、新生児死亡など含めてそれらの繰り返しにより生児を得られない状態である[2]。低用量アスピリンとヘパリンカルシウムの併用療法は、投与中は特にヘパリンによる副作用の出現や、適切な用量で自己皮下注が行われているか十分注意して管理を行

うことが大切である。ヘパリン起因性血小板減少症は投与開始後2週間以内での発生頻度が高いため、特にその期間の血栓症に関わる症状や血小板減少や凝固機能異常の発生がないかを確認することが重要である。

くすこれ ③ ポイント!

❶ ヘパリンカルシウムの投与では、繰り返しの皮下注射により注射部位のかゆみ、硬結の皮膚症状がしばしば問題となるので、皮膚症状の観察が大切。

❷ 分娩時の出血量増加を回避するため、低用量アスピリンは分娩の1週間前で終了し、ヘパリンカルシウムの皮下投与は24時間前に終了するのが望ましい。

❸ ヘパリンカルシウムの自己皮下注では、開始時に説明、トレーニングを十分行い、開始後も患者が適切に実施できていることを確認する。

胎児毒性・・・

　ヘパリンカルシウムを含めたヘパリン製剤は胎盤通過性がなく、胎児への影響はない。

・・

（永松 健）

21。一般名 リトドリン塩酸塩

商品名：**ウテメリン®、リトドリン塩酸塩「あすか」「F」「オーハラ」「日医工」「日新」**

内服　ウテメリン®

点滴　ウテメリン®

- **薬価：**ウテメリン®…錠剤（5mg）60.30 円、静注用（1% 5mL）1 管 745.00 円、リトドリン塩酸塩「あすか」…錠剤（5mg）60.30 円、リトドリン塩酸塩「F」…静注用（1% 5mL）1 管 212.00 円

- **使用方法：**内服…1 回 1 錠 5mg を 1 日 3 回内服、点滴…5% ブドウ糖注射液 500mL または 10%マルトース注射液 500mL に希釈して点滴静注、毎分 50μg で開始。最大 200μg。

- **効果発現までの時間・作用時間：**内服は 1 時間以内、点滴は速やかに効果発現。内服は 6 時間程度作用持続、点滴は終了後 6 時間程度で作用消失。

- **適応：**切迫流産、切迫早産の症状として子宮収縮がある場合に、その抑制のため使用される。妊娠 16 週以降の使用が適用となる。

- **禁忌：**重篤な甲状腺機能亢進症、糖尿病、心疾患、肺高血圧。妊娠 16 週未満の妊婦。

- **作用：**リトドリン塩酸塩の点滴は内服よりも投与可能な用量が多く、強力な子宮収縮抑制作用を発揮する。

- **副作用：**横紋筋融解症、汎血球減少。糖代謝異常を合併する妊婦では、高血糖が悪化しやすい。そうした副作用は点滴使用時に生じやすい。また、点滴開始早期から動悸、手のふるえが生じ、長期使用時は点滴投与の部位の血管痛や皮疹が問題となる。使用開始後に子宮収縮がなくなれば速やかに減量、中止を行い副作用の発生を防止することが重要。

投与管理のポイント

- 子宮収縮は、切迫流産・切迫早産に伴う症状であり、背景原因の直接的な解決がなければ、子宮収縮だけを抑制

しても流産・早産の有効な防止にはならない。また、妊娠28週以降は1時間に1～2回程度の子宮収縮があることは生理的である。そのため、子宮口に変化を生じない程度の子宮収縮は病的ではないと判断し、過剰な薬剤使用は避ける。点滴投与を長期間行うと、減量・中止時に子宮収縮が増強する現象が問題となる。同じく子宮収縮抑制作用を目的として使用される、硫酸マグネシウムと比較して効果発現が早く、血中マグネシウム濃度のモニタリングも不要のため臨床的には使用しやすいが、副作用の頻度は決して低くないことを理解しておく必要がある。

くすこれ ❸ ポイント!

❶ 点滴では投与開始時の動悸やふるえが患者に苦痛となることが多いため、最低量で開始する。

❷ 副作用の防止には長期の点滴を避けることが重要。開始後に子宮収縮がなければ減量、中止する。

❸ 定期的な採血により、汎血球減少、高血糖、横紋筋融解症などの副作用の発生に注意する。

胎児毒性

リトドリン塩酸塩の点滴投与中には胎児に頻脈を生じる場合があるが、一過性であり使用を中止すると回復する。近年の、国内での後方視的調査研究[1]では、リトドリン塩酸塩の長期使用を受けた妊婦において、出生児の喘息の増加の可能性が指摘されている。

（永松 健）

22. 一般名 イソクスプリン塩酸塩

商品名：ズファジラン®

内服 ズファジラン®　　注射 ズファジラン®

- **薬価**：ズファジラン®…錠剤（10mg）9.10 円、注射液（0.5％ 1mL）1 管 59.00 円
- **使用方法**：1 日 30〜60mg（3〜6 錠）を 3〜4 回に分けて内服。
- **効果発現までの時間・作用時間**：1 時間以内に作用発現、6 時間ほど作用持続。
- **適応**：切迫流産、切迫早産の症状として子宮収縮がある場合に、その抑制のため使用される。12 週以降の使用が適用となる。
- **禁忌**：特になし。
- **作用**：妊娠初期の子宮収縮抑制のために使用されることが多い。
- **副作用**：副作用は比較的少ないが、動悸が生じることがある。使用開始後に子宮収縮がなくなれば速やかに減量、中止を行い副作用の発生を防止することが重要。

投与管理のポイント

- 子宮収縮は、切迫流産・切迫早産に伴う症状であり、背景原因の直接的な解決がなければ、子宮収縮だけを抑制しても流産・早産の有効な防止にはならない。また、妊娠 28 週以降は 1 時間に 1〜2 回程度の子宮収縮があることは生理的である。そのため、子宮口に変化を生じない程度の子宮収縮は病的ではないと判断し、過剰な薬剤使用は避ける。

くすこれ ３ ポイント!

① リトドリン塩酸塩は妊娠16週以降にのみ使用されるのに対して、イソクスプリン塩酸塩は妊娠16週未満の時期にその代替として使用される。

② 初期流産は子宮収縮の抑制では防止できない場合が多いため、必要最低限の使用にとどめる。

③ 動悸、頭痛などの副作用に注意し、副作用が生じたら直ちに中止する。

（永松 健）

23. 一般名 ヒドロキシプロゲステロンカプロン酸エステル

商品名：プロゲデポー®、プロゲストン®デポー

 注射 プロゲデポー®　 注射 プロゲストン®デポー

- **薬価：** プロゲデポー®…注射液（125mg）1 管 180.00 円、プロゲストン®デポー…注射液（125mg）1 管 126.00 円（現時点では切迫早産の保険適用とはなっておらず、生殖補助医療における黄体ホルモン補充療法で用いられている[1]）

- **使用方法：** ヒドロキシプロゲステロンカプロン酸エステルとして 65〜125mg（1/2A〜1A）を、週 1 回筋注。

- **効果発現までの時間・作用時間：** 効果発現時間の明確なデータはないが、切迫流早産に対し、投与後 2〜4 日目に止血が得られたという報告がある[2]。作用持続時間は約 7 日間である。

- **適応：** 切迫流早産、習慣性流早産。早産既往のある妊婦の反復早産予防。

- **禁忌：** 重篤な肝障害・肝疾患、妊娠ヘルペスの既往歴がある場合。

- **併用禁忌：** なし。

- **作用：** 子宮筋の自発性の収縮を抑制する。オキシトシンに対する感受性を低下させ、子宮の安静を保つ。

- **副作用：** 発疹、肝酵素上昇、浮腫、体重増加、頭痛、眠気、倦怠感、投与部位の疼痛、発赤、硬結など。

投与管理のポイント

- 早産既往のある妊婦に対する反復早産予防としてのヒドロキシプロゲステロンカプロン酸エステル（17-OHPC）筋肉内投与（250mg、週 1 回）は、ランダム化比較試験で有用性が報告されている。海外では 250mg/ 週が標準治療量だが、日本では 125mg/週までしか保険適用が

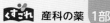

ない。そのため、週1回のみで海外と同じ量を日本で投与する場合は、残りの125mgは自費扱いになる[1]。

● 筋肉注射のため、神経の走行部位を避けて注射する。血管内投与にならないように、注射筒の内筒を軽く引き、血液の逆流がないことを確かめてから注射する。長期間の投与になることがあるため、注射部位を変える。

くすこれ❸ポイント!

❶ 早産予防に、妊娠を維持する黄体ホルモンの注射薬。

❷ 週1～2回の筋肉注射。

❸ 血管内投与を行わない。神経走行部を避ける、注射部位（上腕、殿部、左右など）を変える。

胎児毒性

　黄体ホルモン剤の使用と先天異常児出産との因果関係はいまだ確立されたものではないが、心臓・四肢などの先天異常児を出産した母親では、対照群に比して妊娠初期に黄体ホルモン剤または黄体・卵胞ホルモン剤を使用していた率に有意差があるとする疫学調査の結果が報告されている[3]。

Topics

　早産既往妊婦に対する早産予防効果として、17-OHPC筋注療法と、プロゲステロン腟剤を比較したメタ解析では、腟剤が有意に高い予防効果を示した。しかし、子宮頸管長短縮の妊婦に対する早産予防効果は否定的である。軽度頸管長短縮妊婦におけるプロゲステロン腟剤について、日本で多施設共同研究が行われ、その報告が待たれている。

（米田　徳子）

24. 一般名 リトドリン塩酸塩

商品名：ウテメリン®、リトドリン塩酸塩「F」「あすか」「オーハラ」「日医工」「日新」

  内服 ウテメリン®　 点滴 ウテメリン®

- **薬価：** ウテメリン®…錠剤（5mg）60.30 円、静注用（1% 5mL）1 管 745.00 円、リトドリン塩酸塩「あすか」：錠剤（5mg）60.30 円、リトドリン塩酸塩「F」：静注用（1% 5mL）1 管 212.00 円
- **使用方法：** 内服…1 回 1 錠（5mg）を 3 錠/日を食後に内服。静注…1 アンプル（5mL）を 5％ブドウ糖注射液または 10％マルトース注射液 500mL に希釈し、リトドリン塩酸塩として毎分 50μg から点滴静注を開始。子宮収縮抑制状況および母体心拍数などを観察しながら適宜増減。子宮収縮の抑制後は症状を観察しながら漸次減量し、毎分 50μg 以下の速度を維持して収縮の再発が見られないことが確認された場合には投与を中止。通常、有効用量は毎分 50〜150μg。なお、注入薬量は毎分 200μg を超えないようにする（30mL/時が 50μg/分に相当）。
- **適応：** 切迫流産（16 週以降）、切迫早産。
- **禁忌：** 16 週未満の妊婦、子宮内感染、胎児死亡、重篤な甲状腺機能亢進症、糖尿病、高血圧、心疾患、常位胎盤早期剝離。
- **副作用：** 肺水腫、動悸、頻脈、不整脈、手指振戦、心不全、汎血球減少、無顆粒球症、白血球減少、血小板減少、肝機能障害、中毒性表皮壊死融解症、横紋筋融解症、低カリウム血症、高血糖、糖尿病性ケトアシドーシス、腸閉塞、胎児・新生児心不全、新生児低血糖、高アミラーゼ血症を伴う唾液腺腫脹。
- **作用機序：** β受容体刺激薬の中でも強いβ₂選択性により、細胞内サイクリック AMP（c-AMP）を上昇させ、子宮収縮抑制効果を示す。

投与管理のポイント

- わが国では子宮収縮抑制薬の第一選択薬として使用されていることが多い。一方で海外では、母体副作用の面から使用されなくなっている[1]。
- 重篤な副作用として肺水腫、顆粒球減少症、横紋筋融解症などがある。
- 常位胎盤早期剝離の初期症状と切迫早産の症状は類似していることがあり、常位胎盤早期剝離の可能性を常に念頭に置く必要がある。

くすこれ ③ ポイント!

❶ わが国では子宮収縮抑制薬の第一選択薬として使用されていることが多い。

❷ 重篤な副作用として肺水腫、顆粒球減少症、横紋筋融解症などがある。

❸ 子宮収縮抑制を行う際は、常位胎盤早期剝離の可能性を常に念頭に置く必要がある。

胎児毒性

胎児頻脈、新生児低血糖を招くことがある。

Topics

　　リトドリン塩酸塩の重篤な副作用として肺水腫がある。双胎妊娠、羊水過多、貧血、高血圧、輸液過多は、リトドリン塩酸塩投与時の肺水腫のリスク因子となる。肺水腫は、リトドリン塩酸塩の投与開始24時間後以降に出現することが多い[2]。また、リトドリン塩酸塩のβ刺激作用により母体の膵臓からグルカゴンの分泌が促進される。これにより糖新生とグリコーゲンの分解が促進され、母体高血糖を来す[2]。

（池ノ上 学）

25. 一般名 硫酸マグネシウム・ブドウ糖配合

商品名：マグネゾール®、マグセント®

 点滴 マグネゾール®　　 点滴 マグセント®

- **薬価**：マグネゾール®…静注用（20mL）1管 395.00円、マグセント®…静注用（20mL）1瓶 2,454.00円、静注用シリンジ（40mL）1筒 1,811.00円
- **使用方法**：切迫早産における子宮収縮の抑制初回量として40mL（硫酸マグネシウム水和物 [$MgSO_4$] として4g）を20分以上かけて静脈内投与した後、10mL（1g）/時より持続静脈内投与を行う。子宮収縮が抑制されない場合は毎時5mL（0.5g）ずつ増量し、最大投与量は毎時20mL（2g）まで。子宮収縮抑制後は症状を観察しながら漸次減量し、子宮収縮の再発が見られないことが確認された場合には中止する。持続注入ポンプを用いて投与する。
- **適応**：切迫早産。
- **禁忌**：重症筋無力症、心ブロック、低張性脱水症。
- **副作用**：マグネシウム中毒、心（肺）停止、呼吸停止、横紋筋融解症、肺水腫、イレウス、低カルシウム血症、呼吸抑制、動悸、不整脈、胸痛、うっ血性心不全、血圧低下、口渇、悪心。
- **作用機序**：マグネシウムイオンが神経末端でアセチルコリンの放出を抑制し、子宮平滑筋の収縮を抑制する。

投与管理のポイント

- 副作用として頭痛、腱反射低下、倦怠感や嘔吐が高頻度に出現する。使用時には定期的な血中マグネシウム濃度の測定を行い、過剰投与に注意する。血中濃度の過剰な上昇により呼吸抑制、心停止を来すため、注意深く観察する必要がある。

くすこれ **3** ポイント!

❶ わが国では子宮収縮抑制薬の第二選択薬として使用されることが多い。

❷ 血中マグネシウム濃度をモニターしながら副作用に注意して使用する。

❸ 血中濃度とともに、尿量の測定も大切である。

胎児毒性

長期投与により、児の低カルシウム血症を招く可能性がある。

Topics 複数のメタ解析において、硫酸マグネシウムの母体への投与が、早産児の脳神経保護作用を有することが報告されている[1, 2]。

（池ノ上 学）

26. 一般名 ニフェジピン

商品名：**セパミット®**、ニフェジピン「ツルハラ」「TC」「サワイ」「テバ」

内服 セパミット®細粒　　内服 ニフェジピンカプセル、錠、細粒「ツルハラ」

- **薬価**：セパミット®…細粒剤（細粒1%）15.60円、ニフェジピン…カプセル剤（5mg、10mg）5.70円、錠剤（10mg）5.70円、細粒剤（1%1g）6.30円
- **使用方法**：30mgを負荷投与し、10～20mgを4～6時間ごとに投与する[1, 2]。
- **適応**：妊娠20週以降の本態性高血圧症、腎性高血圧症、狭心症（切迫早産に対しては適応外使用）。
- **禁忌**：妊娠20週未満、心疾患、低血圧（<90/50mmHg）、$MgSO_4$投与中。
- **副作用**：顔面紅潮、頭痛、めまい、悪心、低血圧、頻脈、紅皮症、無顆粒球症、血小板減少、肝機能障害、黄疸、腎機能障害。
- **作用機序**：筋細胞内へのカルシウムイオンの流入を抑制し、子宮平滑筋の収縮を抑制する。

投与管理のポイント

- 国内では切迫早産に対する保険適用はないため、適応外使用となる。投与に際しては、副作用などについて十分説明した上で、同意を得てから投与する必要がある。
- リトドリン塩酸塩よりも母体副作用が少ないことから、海外ではカルシウム拮抗薬が切迫早産の治療に使用されている。システマティックレビューでも切迫早産治療としての有効性が報告されている[3]。
- 副作用は少ないが、血管拡張作用による一時的な頭痛に加え、低血圧が見られることがある。投与中は母体のバ

イタルサイン（血圧、脈拍）を注意して観察する。

くすこれ ③ ポイント!

❶ 国内では切迫早産に対する保険適用はないため、適応外使用となる。

❷ リトドリン塩酸塩よりも母体副作用が少ないことから、海外ではカルシウム拮抗薬が切迫早産の治療に使用されている。

❸ 投与中は母体のバイタルサイン（血圧、脈拍）を注意して観察する。

胎児毒性
これまでに報告はない。

Topics　内服 20 分後から効果が発現し始め、約 1 時間後に血中濃度はピークに達する。半減期は 1.5〜3 時間であり、内服 6 時間後まで作用が持続する。6 時間間隔での内服であれば薬理作用が蓄積することはない。70％が腎臓から、30％が消化管から排泄される。

（池ノ上 学）

27. 一般名 ベタメタゾン

商品名：リンデロン®、リノロサール®

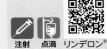

注射　点滴　リンデロン®

- **薬価**：リンデロン®…注射液（0.4％：2mg、4mg、20mg、2％：20mg、100mg）1管 2mg 176.00円 4mg 291.00円、20mg（0.4％）1,327.00円、20mg（2％）1,380.00円、100mg 4,739.00円
- **使用方法**：12mgのベタメタゾン（リンデロン®）を24時間ごと2回筋注。
- **作用時間**：初回投与後数時間後以内から効果発現とされるが、初回投与後24時間以内および7日目以降の有効性は認められていない。
- **適応**：①妊娠24週以降34週未満の早産が1週間以内に予想される場合、②妊娠22週以降24週未満の早産が1週間以内に予想される場合（①「産婦人科診療ガイドライン：産科編2020」で推奨B、②同推奨C）。
- **禁忌**：特になし（過敏症）。
- **併用注意**：エリスロマイシン（作用増強）、リトドリン塩酸塩・硫酸マグネシウム水和物（肺水腫合併）。
- **作用**：肺胞細胞の物理的な成熟を促し肺換気容積やコンプライアンスを増加させる。また肺のサーファクタントの産生を促し、出生前後の肺水吸収にも大きく関わっている。
- **副作用**：高血糖を来すため糖尿病合併妊娠や妊娠糖尿病では血糖値の推移に留意する。子宮収縮抑制薬（リトドリン塩酸塩や硫酸マグネシウム水和物）を併用している場合には、急激に呼吸困難、肺水腫を来すことがあるため、投与後少なくとも24時間は妊婦の呼吸状態に注意を要する。胃酸分泌過多を来すため、消化性潰瘍の発生に留意した管理を行う。また投与当日、次の日あたりは眠気に乏しいことが多く夜間覚醒しがちである。

投与管理のポイント

● 経母体的ステロイド投与は、新生児の呼吸窮迫症候群を減少させるのみならず、胎児脳室内出血、壊死性腸炎、敗血症を約半数に減少させ、新生児死亡の発生を低下させる。つまり使用の有無が児の予後に直結するため、良いタイミングで使用することが重要になる（適応となる症例の 1/4 は適時投与されていなかったとの報告もあり）。

● 日本では依然としてエビデンスのない子宮収縮抑制薬の長期投与を目にする機会が多い。いずれの薬剤も肺水腫を来す薬剤であり、特にステロイド使用後は肺水腫リスクが高まることを認識する必要がある。

● この薬を使用する状況は、母体搬送や緊急帝王切開分娩が差し迫っていたり、児の予後に関する厳しい説明があった後など、心理的に普通でないことが多い。その上、副作用も少なからず生じるため妊婦の不安は大きい。厳しい状況ではあるが前向きに治療に向かえるよう、メンタル面も含めた看護を心掛けたい。

くすこれ 3 ポイント!

❶ 使用するタイミングを逸しない。
❷ 肺水腫に注意。
❸ メンタルケアも必要な薬剤。

胎児毒性・乳汁移行

なし。

Topics　経母体ステロイドの複数回投与（レスキューもしくはブースト投与）[1] や、後期早産（34〜36週）への投与で有効性の報告が散見される[2,3]。しかし、いずれもまだエビデンスに乏しい。また、満期近くでの投与は児の神経学的予後に悪影響を与える可能性も指摘されているため、適応と要約を明確にして使用する必要がある。

（永井 立平）

71

28. デキサメタゾンリン酸エステルナトリウム
一般名

商品名：**デカドロン®、デキサート**

注射　デカドロン®

- **薬価：**デカドロン®…注射液（1.65mg、3.3mg、6.6mg）1管 1.65mg 98.00 円、3.3mg 171.00 円、6.6mg 299.00 円
- **使用方法：**6.6mg のデキサメタゾン（デカドロン®）を 12 時間ごと 4 回筋注。
- **作用時間：**初回投与後数時間後以内から効果発現とされるが、初回投与後 24 時間以内および 7 日目以降の有効性は認められていない。
- **適応：**①妊娠 24 週以降 34 週未満の早産が 1 週間以内に予想される場合、②妊娠 22 週以降 24 週未満の早産が 1 週間以内に予想される場合（①「産婦人科診療ガイドライン：産科編 2020」で推奨 B、②同推奨 C）。
- **禁忌：**特になし（過敏症）。
- **併用注意：**エリスロマイシン（作用増強）、リトドリン塩酸塩・硫酸マグネシウム水和物（肺水腫合併）。
- **作用：**肺胞細胞の物理的な成熟を促し肺換気容積やコンプライアンスを増加させる。また肺のサーファクタントの産生を促し、出生前後の肺水吸収にも大きく関わっている。
- **副作用：**高血糖を来すため糖尿病合併妊娠や妊娠糖尿病では血糖値の推移に留意する。子宮収縮抑制薬（リトドリン塩酸塩や硫酸マグネシウム水和物）を併用している場合には、急激に呼吸困難、肺水腫を来すことがあるため、投与後少なくとも 24 時間は妊婦の呼吸状態に注意を要する。胃酸分泌過多を来すため、消化性潰瘍の発生に留意した管理を行う。また投与当日、次の日あたりは眠気に乏しいことが多く夜間覚醒しがちである。

投与管理のポイント

- 経母体的ステロイド投与は、新生児の呼吸窮迫症候群を減少させるのみならず、胎児脳室内出血、壊死性腸炎、敗血症を約半数に減少させ、新生児死亡の発生を低下させる。つまり使用の有無が児の予後に直結するため、良いタイミングで使用することが重要になる（適応となる症例の 1/4 は適時投与されていなかったとの報告もあり）。

- 日本では依然としてエビデンスのない子宮収縮抑制薬の長期投与を目にする機会が多い。いずれの薬剤も肺水腫を来す薬剤であり、特にステロイド使用後は肺水腫リスクが高まることを認識する必要がある。

- この薬を使用する状況は、母体搬送や緊急帝王切開分娩が差し迫っていたり、児の予後に関する厳しい説明があった後など、心理的に普通でないことが多い。その上、副作用も少なからず生じるため妊婦の不安は大きい。厳しい状況ではあるが前向きに治療に向かえるよう、メンタル面も含めた看護を心掛けたい。

くすこれ3 ポイント!

1. 使用するタイミングを逸しない。
2. 肺水腫に注意。
3. メンタルケアも必要な薬剤。

胎児毒性・乳汁移行

なし。

Topics

経母体ステロイドの複数回投与（レスキューもしくはブースト投与）[1] や、後期早産（34〜36 週）への投与で有効性の報告が散見される [2,3]。しかし、いずれもまだエビデンスに乏しい。

（永井 立平）

29. 一般名 アンピシリンナトリウム

商品名：ビクシリン®

注射　点滴　ビクシリン®

- **薬価**：ビクシリン®…注射液（0.25g、0.5g、1g、2g）1管 0.25g 154.00円、0.5g 223.00円、1g 360.00円、2g 678.00円
- **使用方法**：アンピシリンナトリウムとして初回2g、以降4〜6時間ごとに1gを1回1〜2時間かけて点滴注射する。
- **適応**：妊娠37週未満の前期破水。妊娠37週以降の前期破水で、破水から12時間以上経過した場合。
- **禁忌**：本剤の成分に対しショック・過敏症の既往歴のある患者。
- **副作用**：アナフィラキシーショック、中毒性表皮壊死融解症、無顆粒球症、溶血性貧血、腎障害、偽膜性腸炎、ショック（頻度不明）、過敏症（発熱、発疹）、注射部位の疼痛、腫脹、硬結。
- **作用機序**：細菌の細胞壁合成阻害（殺菌作用）。

投与管理のポイント

- 妊娠37週未満の早産期前期破水では、15〜25％に明らかな子宮内感染を、2〜5％で常位胎盤早期剥離を起こす。早産の原因の1/3を占めるため、慎重な周産期管理を要する。
- 米国産科婦人科学会（ACOG）のガイドラインではビクシリン®とエリスロシン®の点滴投与を2日間行った後、アモキシシリン水和物とエリスロマイシンの内服5日間を推奨している。
- 1週間を超える抗菌薬の長期投与の効果は不明であり、施設ごとに対応が異なるのが現状である。具体的に、妊娠37週未満の前期破水に対する抗菌薬投与により、絨毛膜羊膜炎や破水後早期（48時間以内および7日以内）

に出生する新生児数も有意に減少する。さらに、新生児の死亡率には差が見られないものの、新生児感染症、サーファクタント投与や酸素投与の頻度も低下する。

くすこれ ③ ポイント!

❶ 前期破水の患者に投与し、絨毛膜羊膜炎や新生児感染症を予防する。

❷ ペニシリン系抗菌薬に対して過敏症の既往歴のある患者には使用しない。セフェム系抗菌薬に対して過敏症の既往のある患者には慎重投与を要する。初回投与時にアナフィラキシーショックを起こす可能性があり、特に投与開始直後は注意深い観察が必要である。

❸ アナフィラキシーショックを予知することは困難であるため、事前に既往歴やアレルギー歴などについて十分な問診を行う必要がある。

胎児毒性‥‥‥‥‥‥‥‥‥‥‥‥‥‥‥‥‥‥‥‥‥‥‥‥
　なし。

‥‥‥‥‥‥‥‥‥‥‥‥‥‥‥‥‥‥‥‥‥‥‥‥‥‥‥‥‥‥

　　　　　　　　　　　　　　　　　　　　　　(池ノ上 学)

30. エリスロマイシンラクトビオン酸塩

一般名

商品名：**エリスロシン®**

点滴　エリスロシン®

- **薬価**：エリスロシン®…静注用（500mg）1瓶 768.00 円
- **使用方法**：エリスロマイシンとして250mgを、6時間ごとに、1回2時間以上かけて点滴静注。バイアルを注射用水で溶解し、これをブドウ糖注射液や生理食塩液などで希釈して点滴静注。
- **適応**：妊娠37週未満の前期破水。妊娠37週以降の前期破水で、破水から12時間以上経過した場合。
- **禁忌**：本剤の成分に対しショック・過敏症の既往歴のある患者。
- **副作用**：偽膜性腸炎、心室頻拍、心室細動、QT延長、アナフィラキシーショック、中毒性表皮壊死融解症、皮膚粘膜眼症候群、急性腎不全（急性間質性腎炎）、肝機能障害、黄疸。
- **作用機序**：細菌の蛋白合成阻害（静菌作用）。

投与管理のポイント

- 早産期前期破水後に抗菌薬投与の上で待機的管理を行う場合、絨毛膜羊膜炎や常位胎盤早期剥離、臍帯脱出に注意が必要である。臨床的絨毛膜羊膜炎を来した場合は、抗菌薬を投与しながらの24時間以内の分娩を目指した分娩誘発、あるいは緊急帝王切開を行う。

くすこれ ③ ポイント!

❶ 前期破水の患者に投与し、絨毛膜羊膜炎や新生児感染症を予防する。

❷ エリスロマイシンとして 250mg を、6 時間ごとに、1 回 2 時間以上かけて点滴静注する。バイアルを注射用水で溶解し、これをブドウ糖注射液や生理食塩液などで希釈して点滴静注する。

❸ エリスロシン®5％溶液調製の際には、生理食塩液あるいは無機塩類を含有する溶液を使用しない。一方、5％溶液をさらに希釈する際には、注射用水を使用しない（低張液になる）。5％溶液は冷蔵庫内で 2 週間安定である。

胎児毒性･･････････････････････････････････････

なし。

･･

（池ノ上 学）

31. 一般名 ニフェジピン徐放剤

商品名：アダラート®CR、ニフェジピン CR「サワイ」「NP」「ZE」「三和」「トーワ」「日医工」

内服 アダラート®CR 錠

内服 ニフェジピン CR 錠「サワイ」

- **薬価**：アダラート®…錠剤（CR 錠：10mg、20mg、40mg）10mg 13.50 円、20mg 23.50 円、40mg 44.80 円、ニフェジピン CR 錠「サワイ」…錠剤（CR 錠：10mg、20mg、40mg）10mg 5.90 円、20mg 10.20 円、40mg 19.50 円
- **使用方法**：10mg/日から開始し、効果を見ながら 20〜40mg/日（2 回に分服、朝・夕食後）へと増量。
- **作用時間**：内服 3〜5 時間後に血中濃度が最高となり、12 時間後にもう一度濃度のピークがある。平均滞留時間は約 16 時間。
- **適応**：高血圧症、腎実質性高血圧症、腎血管性高血圧症、狭心症、異型狭心症。
- **禁忌**：①本剤の成分に対し過敏症の既往歴のある患者、②妊婦（妊娠 20 週未満）または妊娠している可能性のある婦人（後述）、③心原性ショックの患者（血圧低下により症状が悪化する恐れがある）。
- **作用**：筋の興奮収縮連関物質であるカルシウム（Ca）の血管平滑筋および心筋細胞内への流入を抑制して、冠血管を拡張するとともに全末梢血管抵抗を減少させ、抗高血圧作用と心筋酸素需給バランスの改善作用を表す。
- **副作用**：頭痛・頭重感、顔面潮紅・顔のほてり、動悸、陣痛抑制。

投与管理のポイント

- 安価で用いやすく、各病院の基本的降圧薬となっている。近年は高血圧に対しアンジオテンシン変換酵素（ACE）阻害薬・アンジオテンシンⅡ受容体拮抗薬（ARB）製剤を用いることが増えているが、妊婦で胎児尿量減少・羊

水過少を引き起こすため禁忌の薬剤であることから、ニフェジピン徐放剤は産科的には今後もよく用いられる薬剤であろう。

● 胎児毒性としては、ラットにおいて多量に投与された際の胎児形態異常が指摘されるが、実際にヒトでの形態異常のエビデンスはなく、海外では妊娠期間中を通じて禁忌でない国も多い。特に高血圧合併妊娠などで産前からの高血圧が他剤でコントロールできない場合には使用の選択肢もある。禁忌薬剤の使用となるため、十分な説明を行い、同意を得た旨を記録することが必ず求められる。

くすこれ ③ ポイント!

❶ どこの病院でも、どこの科でも処方可能な基本的降圧薬であり、産後の投与にも良く、授乳にも問題はない。

❷ 徐放剤である CR 錠ではない、効果が早く短い L 錠・カプセルもあるが、血圧再上昇による脳血管障害のリスクがあり、できるだけ用いないほうがよい。以前行われたカプセル内容液の舌下投与は現在禁忌である。

❸ 妊娠 20 週未満は禁忌となっているが、ヒトでの胎児形態異常のエビデンスはない。ほかに選択肢のない場合、十分な説明と同意の下に使用することはあり得る。

胎児毒性・乳汁移行

胎児毒性については「投与管理のポイント」を参照。母乳中に移行するが、児への影響は少ないと考えられており、降圧の必要性のほうが優先される場合には産後も使用する。

(成瀬 勝彦)

32. 一般名 ヒドララジン塩酸塩

商品名：アプレゾリン®

内服 アプレゾリン®錠、散　　注射 アプレゾリン®

- **薬価**：アプレゾリン®…錠剤 10mg 9.40 円、25mg 9.80 円、50mg 9.80 円、10% アプレゾリン®散「SUN」…1g 11.00円、アプレゾリン®…注射用（20mg）1mg 236.00 円
- **使用方法**：内服は 30〜200mg/日を 3〜4 回に分服。注射薬は 1 アンプル（20mg、1mL の注射用水または生理食塩液に溶解）を筋注する方法もあるが、一般的には生理食塩液200mL に 1 アンプルを溶解し 1 時間かけて点滴静注、もしくは持続静注（最初に 5〜10mg を静注する方法もある）。
- **作用時間**：内服では、1 時間後に血中濃度が最高となり、速やかに低下する。半減期は最長でも 8 時間程度である。注射用では、約 2.3 時間で半減期となる。
- **適応**：内服は、本態性高血圧症、妊娠高血圧症候群による高血圧。注射用は、高血圧性緊急症（子癇、高血圧性脳症など）。
- **禁忌**：虚血性心疾患、大動脈弁狭窄、僧帽弁狭窄および拡張不全による心不全、高度の頻脈および高心拍出性心不全、肺高血圧症による右心不全、解離性大動脈瘤、頭蓋内出血急性期。
- **作用**：十分に解明されていないが、末梢細動脈の血管平滑筋に直接作用し、血管を拡張することが主作用と考えられる。
- **副作用**：全身性エリテマトーデス（SLE）様症状（発熱、紅斑、関節痛、胸部痛など）、肝機能障害、うっ血性心不全、狭心症発作誘発、麻痺性イレウス、呼吸困難、急性腎不全、溶血性貧血、汎血球減少、多発性神経炎、血管炎。

投与管理のポイント

- わが国で最初に承認されたのが 1954 年と古く、現在でも産科ガイドラインでは使用法が記載されている。ただ

降圧薬としては降圧効果が用量依存的でないことなどから、今後は Ca 拮抗薬に少しずつ置き換わっていく薬剤である。一部では入手しにくい薬局などもある。

●特に高血圧緊急症の際に注射薬を用いる際、点滴流量によっては全く下がらず、どんどん増やしていくと急に下がりすぎる、などといったことが経験される。長年の経験から本剤を選択する医師も多いが、ニカルジピン塩酸塩 (p.88) に比べると細かく医師の指示を受けてコントロールする必要がある。さらに、頭蓋内出血急性期には禁忌とされており、子癇発作か出血か不明な場合にも用いにくい。

くすこれ ③ ポイント!

❶ 妊婦禁忌でないため古くから使われてきた。

❷ 血圧の降下作用が用量依存的でなく、「下げ足りない」もしくは「下げすぎ」になりやすいため、慎重な増減が必要（特に注射薬）。

❸ 使用する施設では医師と用法について事前確認が必要。

胎児毒性・乳汁移行

マウスにおいて多量に投与された際の胎児形態異常が指摘されるほか、ヒト新生児での血小板減少が指摘されているが、特に警告などはなされていない。母乳中に移行するが、児への影響は少ないと考えられている。

Topics

高血圧緊急症に対して、溶解した注射薬1アンプル（20mg）を筋注する方法があり、ガイドラインにも記載されている。

(成瀬 勝彦)

33. ー般名 メチルドパ水和物

商品名：アルドメット®、メチルドパ「ツルハラ」

内服 アルドメット®　　内服 メチルドパ「ツルハラ」

- **薬価：**アルドメット®…錠剤（125mg、250mg）9.80円、メチルドパ錠（ツルハラ）…錠剤（125mg、250mg）9.80円
- **使用方法：**1日250〜750mg（1〜3回に分服）から始め、適当な降圧効果が得られるまで数日以上の間隔をおいて1日250mgずつ増量。維持量は1日250〜2,000mg。
- **作用時間：**2〜4時間後に血中濃度が最高となるが、降圧効果の発現には1日以上を要する。生物学的半減期は2.1時間。
- **適応：**高血圧症（本態性、腎性など）、悪性高血圧。
- **禁忌：**急性肝炎、慢性肝炎・肝硬変の活動期の患者、非選択的モノアミン酸化酵素阻害薬（パーキンソン病治療薬など）を投与中の患者。
- **作用：**いわゆる中枢性の降圧作用。代謝物であるα-メチルノルエピネフリンによる中枢のα-アドレナリン作動性受容体の刺激、偽神経伝達、血漿レニン活性の低下などに由来する。
- **副作用：**溶血性貧血、白血球減少、無顆粒球症、血小板減少、脳血管不全症状、舞踏病アテトーゼ様不随意運動、両側性ベル麻痺、狭心症発作誘発、心筋炎、SLE様症状、脈管炎、うっ血性心不全、骨髄抑制、中毒性表皮壊死症（Lyell症候群）、肝炎。

投与管理のポイント

- 血管局所に作用する降圧薬とは異なり、胎盤血流を低下させるなどして胎児機能不全を引き起こす危険が少ないため、胎児への影響を気にしすぎることなく投与できるという、産科的に最大の利点がある薬剤である。投与単位が大きいため増量を躊躇しがちであるが、1日2,000mg（2g）までは通常の維持量である（英米では最大3g）。

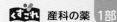
- 中枢性降圧薬の利点の裏返しとして、効果発現が遅いという欠点があり、直ちに降圧したい重症妊娠高血圧腎症や高血圧緊急症に第一選択とすることができない。外来レベルで1～2週間での効果を確認して増量するのは良いが、入院症例などで24時間以内に効果がないため増量する、といった用い方は好ましくない。
- 高血圧合併妊娠などで妊娠初期のみならず、妊娠前から置き換える降圧薬としても良い選択である。その際の血圧管理は家庭血圧を用いるのが望ましい[1]。

くすこれ③ポイント!

❶ 中枢性に効果を示すため「効きすぎ」にならず胎盤血流を低下させない理想の降圧薬。

❷ 効果発現に24時間以上かかるため、急を要する場合には使用できない。また短時間での用量アップによるコントロールにも不向き。

❸ 高血圧合併妊娠でも初期から頻用される。家庭血圧の測定によりコントロールの把握を。

胎児毒性・乳汁移行

　胎児毒性は指摘がないが、ヒト新生児で浮腫による鼻閉をみた報告がある。母乳中に移行するが、児への影響は少ないと考えられており、降圧の必要性のほうが優先される場合には産後も使用する。

Topics　半減期がやや短く、1日4回の処方も多いので、きちんと服薬できているかどうかの確認が必要である。

（成瀬 勝彦）

34. 一般名 ラベタロール塩酸塩

商品名：**トランデート®、ラベタロール塩酸塩「トーワ」**

内服　トランデート®　　内服　ラベタロール塩酸塩「トーワ」

- **薬価**：トランデート®…錠剤（50mg）14.30 円、（100mg）22.50 円、ラベタロール塩酸塩錠「トーワ」…錠剤（50mg）6.20 円、（100mg）9.80 円
- **使用方法**：1 日 150mg（3 回に分服）より投与を開始し、効果不十分な場合には 1 日 450mg まで漸増。
- **作用時間**：内服 1 時間後に血中濃度が最高となる。半減期は約 17 時間。
- **適応**：本態性高血圧症、褐色細胞腫による高血圧症。
- **禁忌**：糖尿病性ケトアシドーシス、代謝性アシドーシス、高度の徐脈（著しい洞性徐脈）、房室ブロック（Ⅱ、Ⅲ度）、洞房ブロック、心原性ショック、肺高血圧による右心不全、うっ血性心不全、気管支喘息、気管支痙攣の恐れのある患者。
- **配合禁忌**：交感神経系に関わる各種薬剤を併用する場合、効果の増強・減弱に注意する。血糖降下薬（インスリンを含む）、麻酔薬、抗不整脈薬などが該当する。
- **作用**：α_1、β 受容体遮断作用。心拍出量にほとんど影響を及ぼさずに全末梢血管抵抗を減少し、血圧を降下させる。なお心拍数はわずかに減少する。
- **副作用**：うっ血性心不全、肝壊死などの重篤な肝障害、黄疸、SLE 様症状（筋肉痛、関節痛、抗核抗体陽性）、乾癬、ミオパシー、胎児徐脈、新生児徐脈、新生児低血圧。

投与管理のポイント

- 褐色細胞腫など高アルドステロン血症などの内分泌異常がベースにある難治性の高血圧に対して効果を期待できる。ただこれらは正しく診断されている必要があり、誤っ

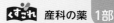

た投薬は生命の危険にもつながるため、循環器に詳しい内科医の管理下で用いる。α・β阻害作用によって起こり得る副作用（徐脈や尿閉など）にも熟知が必要である。

● 禁忌に注意する必要があるが、英国を中心にラベタロール塩酸塩を妊娠高血圧腎症、特に高血圧緊急症のある場合の第一選択とする国は多い[1]。これは内服薬のほか、わが国では未承認である注射薬が存在することも大きいが、それだけ効果が期待できるということでもある。一方でわが国で高血圧緊急症の第一選択となりつつあるニカルジピン塩酸塩注射薬（p.88）は推奨に含まれていない。海外で働く場合には注意されたい。

● 胎児に移行するため、胎児・新生児の徐脈や新生児の血圧低下が起こり得る。胎児モニタリングは慎重に行い、出生後の児については新生児科医の管理が望ましい。

くすこれ ③ ポイント！

❶ 難治性の高血圧に威力を発揮する。内科との連携で正しく用いられれば強力な武器になる。

❷ 世界的には注射薬も存在し、妊娠高血圧症候群にも第一選択として頻用される代表的な降圧薬である。

❸ 胎児・新生児への影響には要注意。

胎児毒性・乳汁移行

胎児毒性は指摘がないが、ヒト新生児で浮腫による鼻閉をみた報告がある。形態異常の報告はない。母乳中に移行するが、児への影響は少ないと考えられている。

（成瀬 勝彦）

35. 一般名 ニカルジピン塩酸塩

商品名：ペルジピン®、ニカルジピン塩酸塩「FY」「サワイ」「タイヨー」「ツルハラ」「トーワ」「日医工」「日新」

点滴　ペルジピン®

点滴　ニカルジピン塩酸塩「FY」

- **薬価**：ペルジピン®…注射液（2mg、10mg、25mg）1管 2mg 163.00円、10mg 269.00円、25mg 643.00円、ニカルジピン塩酸塩「FY」…注射液（2mg、10mg、25mg）1管 2mg 94.00円、10mg 134.00円、25mg 429.00円

- **使用方法**：メイン輸液ルート側管から0.5mL/時にて開始し、血圧が重症域を脱しない場合、おおむね15分おきに0.5mL/時ずつ増量する。輸液内に溶解する方法もある。

- **作用時間**：効果発現は非常に速い。また血中半減期も1時間以内である。

- **適応**：手術時の異常高血圧の救急処置、高血圧性緊急症、急性心不全（慢性心不全の急性増悪を含む）。

- **禁忌**：急性心不全において、高度な大動脈弁狭窄・僧帽弁狭窄、肥大型閉塞性心筋症、低血圧（収縮期血圧90mmHg未満）、心原性ショックのある患者、重篤な急性心筋梗塞患者。

- **配合禁忌**：配合する輸液によってはpHが高いなどの原因で本剤が析出することがあるため、基液については検討が必要。添付文書では生理食塩液、5％ブドウ糖注射液、10％EL-3号、ソリタ®-T1号、ソリタ®-T3号、フィジオゾール®・3号、ポタコール®R、リンゲル液で問題なしとの記載あり。

- **作用**：血管平滑筋細胞中へのCa^{2+}の取り込みを抑制することにより、血管拡張作用を発揮する。用量依存的な血圧降下作用を示す。血管選択性が高い。

- **副作用**：麻痺性イレウス、低酸素血症、肺水腫、呼吸困難、狭心痛、血小板減少、肝機能障害、黄疸。なお、陣痛を弱める作

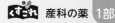

用が指摘されるが、ニフェジピン徐放剤よりは弱いとされる。
産後に使用する場合は弛緩出血に注意。

投与管理のポイント

- 妊娠高血圧症候群や分娩時高血圧が脳出血の大きな原因で、かつ母体死亡原因の多くを占めることが今世紀に入ってからの調査で分かってきた[1, 2]。少しでも母体の予後を改善するべく、産婦人科診療ガイドラインでも高血圧緊急症では降圧が推奨されており、効果発現までの時間や用量依存性から本剤は非常に良い選択肢である。かつて脳出血・脳卒中急性期で頭蓋内圧が亢進している患者には禁忌であったが、最近十分に管理しながらの投与が認められた。

- 直接の静注は過量投与のリスクなどがあり、基液への希釈や側管からの精密微量静注を行うが、基液によって本剤が析出することがあり注意が必要である。これについては同様な製剤の間にも差異があるため事前にメーカーに問い合わせておきたい。

- 血圧の基準を決めておけば、スライディングスケール[3]などを用いて医師の指示を待たずに投与を開始することが可能だが、シリンジポンプが正しく用いられなければ過量投与の危険などもある。機材の使用法を確認しておきたい。

くすこれ ③ ポイント!

❶ 産科の現場における高血圧緊急症の第一選択薬。

❷ 原液でも側管静注で使用できるので使いやすい薬剤だが、基液の選択のみ注意が必要。

❸ シリンジポンプの管理に十分精通すること。

胎児毒性・乳汁移行......................
なし。

....

（成瀬 勝彦）

36. 一般名 ニカルジピン塩酸塩

商品名：ペルジピン®、ニカルジピン塩酸塩「トーワ」「FY」
「サワイ」「タイヨー」「ツルハラ」「日医工」「日新」

点滴 ペルジピン®

点滴 ニカルジピン塩酸塩「トーワ」

- **薬価**：ペルジピン®…注射液（2mg、10mg、25mg）1 管 2mg 163.00 円、10mg 269.00 円、25mg 643.00 円、ニカルジピン塩酸塩「トーワ」…注射液（2mg、10mg、25mg）1 管 2mg 94.00 円、10mg 134.00 円、25mg 429.00 円

- **使用方法**：生理食塩液などで血管確保ののち、原液（1mg/mL）をシリンジポンプで 0.5 mL/時より開始。開始 30 分をめどに血圧評価し、160/110 mmHg 以上の場合は 0.5 mL/時、180/120 mmHg 以上の場合は 1.0 mL/時増量。140/90 mmHg 以下の場合は 0.5 mL/時減量し、120/80 mmHg 以下の場合は中止[1]。

- **適応**：HELLP 症候群の 80％以上は高血圧を合併するが、内服薬で血圧コントロールが不良な場合や高血圧緊急症（血圧≧ 180/120 mmHg）に対し使用する。

- **禁忌**：本剤に対し過敏症の既往歴のある患者。急性心不全において高度な大動脈弁狭窄、僧帽弁狭窄、肥大型閉塞性心筋症、低血圧、心原性ショックのある患者。病態が安定していない急性心筋梗塞患者。脳出血急性期および脳卒中急性期で頭蓋内圧が亢進している患者に投与する場合は、患者の状態を十分にモニタリングしながら投与する。

- **併用禁忌**：特になし。

- **作用**：カルシウム（Ca）拮抗薬であり、血管平滑筋への Ca イオン取り込みを抑制することで血管を拡張させる。

- **副作用**：麻痺性イレウス、低酸素血症、肺水腫、呼吸困難、狭心症、血小板減少、肝機能障害、黄疸。

投与管理のポイント

- 妊婦では添付文書上の最小開始量でも血圧が下がり過ぎることがあるので、ポイント❶の方法を勧めたい。
- HELLP症候群とは妊娠中～産褥に溶血・肝機能障害・血小板数減少を同時に伴い、ほかの偶発合併症によらないものをいうが、妊産褥婦が上腹部～心窩部痛や悪心・嘔吐、倦怠感を訴えた場合に疑うべきである。
- 診断基準としては、①溶血：血清間接ビリルビン値＞1.2mg/dL、血清LDH＞600IU/L、病的赤血球の出現、②肝機能：血清AST＞70IU/L、血清LDH＞600IU/L、③血小板数減少：血小板数＜10万/mm^{3}である。

くすこれ ❸ ポイント！

❶ 投与開始後は血圧が安定するまで血圧変動に注意を払い、少なくとも30分ごとに血圧を評価する。

❷ 血圧の下りすぎは胎児胎盤循環の低下から胎児機能不全を招く可能性があり、降圧目標は140～159mmHg／90～109 mmHg 程度とする。

❸ 胎児胎盤循環不全の早期発見のため、血圧が安定するまでは必ず胎児モニターを行う。

胎児毒性・乳汁移行

　動物実験で催奇形性はなかった[2]。ただし、低血圧は胎児を危険にさらす可能性があるので要注意である。乳汁移行については、1％以下なら問題ないとされる相対授乳摂取量（RID）が0.07％であり問題ないが、添付文書上「授乳を避けさせること」と記載されており、十分なインフォームドコンセントが必要である。

（田中 幹二）

37。硫酸マグネシウム・ブドウ糖配合

一般名

商品名：マグセント®、マグネゾール®

点滴　マグセント®

点滴　静注用マグネゾール®

- **薬価**：マグセント®…注射液（100mL）1 瓶 2,454.00 円、（シリンジ 40mL）1 筒 1,811.00 円、静注用マグネゾール®…（20mL）1 管 395.00 円

- **使用方法**：初回量として 40 mL（硫酸マグネシウム水和物として 4 g）を 20 分以上かけて静脈内投与した後、10 mL/時より持続静脈内投与。症状に応じ 5 mL/時ずつ増量するが、最大投与量は 20 mL/時。初回量投与の場合を除き、持続注入ポンプを用いて投与する[1]。

- **適応**：添付文書上は効能効果として重症妊娠高血圧症候群における子癇の発症抑制および治療と記載されている。HELLP 症候群では 9％が子癇を合併するといわれており、降圧薬による血圧コントロールとともに子癇発症予防のため硫酸マグネシウムを投与する[1]。さらに、『産婦人科診療ガイドライン：産科編 2020』には、子癇発症後の再発予防のため、24 時間程度の維持投与を行うよう記載されている[2]。

- **禁忌**：重症筋無力症の患者。心ブロック既往患者。低張性脱水症患者。

- **併用禁忌**：特になし。

- **作用**：血中のマグネシウム（Mg）イオンが増加することにより Ca イオンとの平衡が破れ、中枢神経系抑制と骨格筋弛緩が起こる。

- **副作用**：Mg 中毒、心停止、呼吸停止、呼吸不全、横紋筋融解症、肺水腫、イレウス。

投与管理のポイント

● 定められた使用量を厳密に守ること。子癇に対し自然滴下で投与したために過剰投与となり Mg 中毒を来し呼吸停止となった例や、逆に過小投与で結果的に救命できなかった例の報告がある。

● Mg 中毒（中枢神経抑制、呼吸麻痺など）の発見のため、呼吸数の変動に注意し、膝蓋腱反射を行ったり血中 Mg 濃度を定期的に確認するなどして十分に患者観察を行う。

くすこれ❸ポイント!

❶ 定められた使用量を厳密に守ること。

❷ 子癇発作予防と全身の血管抵抗の低下を目的としており、分娩後も少なくとも24時間までは持続静注を行うことが望ましい。

❸ ニカルジピン塩酸塩との併用で降圧効果が増強するため、血圧の下がり過ぎには十分注意する。

胎児毒性・乳汁移行

硫酸マグネシウムの長期投与は、胎児の持続的な低 Ca 血症を伴い、先天性くる病を引き起こす可能性がある。新生児に、呼吸抑制、筋力低下、反射神経の喪失などの神経学的抑制を伴うことがある。出産後24時間以内に硫酸マグネシウムを静脈内投与された褥婦での母乳中 Mg 濃度は非投与群に比して有意差はなかったことから授乳は可能である[3]。

（田中 幹二）

38. 一般名 ベタメタゾン

商品名：リンデロン®、リノロサール®

注射　点滴　リンデロン®

注射　点滴　リノロサール®

- **薬価：** リンデロン®…注射液（0.4%：2mg、4mg、20mg、2%：20mg、100mg）1 管 2mg 176.00 円 4mg 291.00円、20mg（0.4%）1,327.00 円、20mg（2%）1,380.00円、100mg 4,739.00 円、リノロサール®…注射液（0.4%：2mg、4mg、20mg）1 管 2mg 61.00 円 4mg 89.00 円、20mg 430.00 円

- **使用方法：** 母体投与による新生児呼吸窮迫症候群の発症抑制に用いる場合、早産が予期される妊娠 34 週までの妊婦に対し、ベタメタゾンとして 1 回 12mg を 24 時間ごとに計 2 回、筋注。

- **適応：** 早産が予期される妊娠 34 週までの妊婦に対する新生児呼吸窮迫症候群の発症抑制。

- **禁忌：** 本剤の成分に対し過敏症の既往歴のある患者。

- **作用機序：** 副腎皮質ステロイドホルモンである。抗炎症作用、抗アレルギー作用、免疫抑制作用のほか、広範囲にわたる代謝作用を持つ。

- **副作用：** 感染症の誘発・増悪、副腎皮質機能不全、糖尿病の誘発・増悪、消化管潰瘍・穿孔、精神変調・うつ状態、骨粗鬆症・骨折・骨頭壊死。

投与管理のポイント

- 娩出のタイミングは、妊娠週数と採血データ（血小板減少など）に見られる重症度に基づき判断する。分娩方法も必ずしも帝王切開というわけではなく、週数や母体状況（重症度、子宮頸管の状況など）によって決定する[1]。

くすこれ ③ ポイント！

❶ HELLP症候群の最終的な治療法は妊娠の終結であり、妊娠週数および母体の重症度を考慮して娩出時期を決める必要がある[2]。

❷ 34週未満であって、そろそろ娩出は必要だが1〜2日は待機できるような母体状況であれば、胎児肺成熟や頭蓋内出血予防を目的としてベタメタゾンを投与する。

❸ 妊娠34〜36週までの投与についても新生児の呼吸障害を減少させたとの報告があり、米国のように推奨している国もある。

胎児毒性・乳汁移行

　ステロイドのfirst trimesterでの使用で口蓋裂の極めて小さなリスクはあるが、本剤そのものとの関連は報告されていない。さらに早産時期の新生児呼吸窮迫症候群の発症抑制のための使用であることから、時期的にも問題にならない。乳汁移行についてのヒトのデータはない。低分子量であり乳汁中への分泌はあると思われるが、通常の使用量では問題ない[3]。

> **Topics**　HELLP症候群そのものに対する治療として副腎皮質ステロイドホルモン（デキサメタゾン）を用いることがある。原則的には降圧薬、硫酸マグネシウムと併用し、一般にミシシッピプロトコルといわれている。『産婦人科診療ガイドライン：産科編2020』には、母体の重篤な合併症予防という見地から考慮してよい方法であると記載されている[2]。

（田中 幹二）

39. 一般名 乾燥抗D（Rho）人免疫グロブリン

商品名: 抗Dグロブリン「ニチヤク」、抗D人免疫グロブリン「JB」

注射 抗Dグロブリン筋注用1000倍「ニチヤク」

- **薬価:** 抗Dグロブリン筋注用1000倍「ニチヤク」・抗D人免疫グロブリン筋注用1000倍「JB」… 注射液1瓶 20,155.00円
- **使用方法:** 1バイアルを添付の注射用水2mLに溶解し、筋注。
- **適応:** Rh（D）陰性妊婦で抗Rh（D）抗体陰性例において、妊娠28週前後および分娩後72時間以内に投与する。
- **禁忌:** ① Rh（D）陽性の新生児および妊産婦（本剤を投与すると溶血を起こす可能性がある）、②本剤の成分に対しショックの既往歴のある患者。
- **併用注意:** 本剤の投与を受けた者は、生ワクチンの効果が得られない恐れがあるので、生ワクチンの接種は本剤投与後3カ月以上延期する。
- **副作用:** ショック（頻度不明）、過敏症（発熱、発疹）、注射部位の疼痛、腫脹、硬結。
- **作用機序:** Rh（D）陰性妊産婦の母体血中に移行した多胎児由来のRh（D）陽性赤血球を破壊しRh（D）感作を防止する。

投与管理のポイント

- 妊娠28週前後および分娩後に抗Rh（D）抗体の有無を確認し、妊婦が抗Rh（D）抗体陰性の場合、以下の検査・処置を行う。①妊娠28週前後に母体感作予防目的に投与する。②児がRh（D）陽性であることを確認し、分娩後72時間以内に感作予防のため母体に投与する。③自然流産後、人工流産・異所性妊娠後、腹部打撲後、

妊娠中の検査・処置後（羊水穿刺、胎位外回転術など）の場合に、感作予防のために投与する。

くすこれ③ポイント!

❶ Rh（D）陰性の女性が、分娩や流産などによって Rh（D）因子に感作された後に Rh（D）陽性の児を妊娠し、血液型不適合による胎児溶血性貧血が発症した場合、児の予後は不良である。したがって、Rh（D）陰性女性における、Rh（D）因子による感作の抑制は重要である。

❷ 胎児の Rh（D）陽性赤血球抗原が Rh（D）陰性の母体に移行し、抗 Rh（D）抗体が産生される前に本剤を筋肉内投与することにより、Rh（D）陰性妊産婦の母体血中に移行した Rh（D）陽性赤血球を破壊し、Rh（D）感作を防止する。

❸ これにより、次回妊娠時の新生児溶血性疾患の発症を防ぐことができる。

胎児毒性
なし。

Topics すでに Rh（D）因子で感作され、抗 Rh（D）抗体を持っている妊婦および Rh（D）陰性の新生児を分娩した妊婦には、本剤投与による予防は無効であるため、投与しない。

（池ノ上 学）

インスリンアスパルト、インスリンリスプロ、インスリンヒト、インスリンデテミル、インスリングラルギン

40〜44. 一般名

商品名：ノボラピッド®、ヒューマログ®、ヒューマリン®、ノボリン®、レベミル®、ランタス®

注射 ノボラピッド®注

注射 ヒューマリン®R注ミリオペン®

- ●**薬価**：ノボラピッド®注（超速効型インスリン）…100単位/mL（1mLV）329.00円、ヒューマリン®R注ミリオペン®（速効型インスリン）…300単位/mL（1キット）1,527.00円
- ●**使用方法**：糖尿病のタイプや病状、妊娠時期によって大きく異なる。1型糖尿病やインスリン基礎分泌の悪い例では持効型と速効・超速効型の組み合わせ（あるいは血糖値によって増減、もしくはインスリンポンプでの自動管理）、妊娠糖尿病（GDM）では速効・超速効型を食前の1日3回から少量で開始して血糖値を見ながら投与量を変更していくことが多いだろう。
- ●**作用時間**：製剤により大きく異なり、これを勘案した処方が行われる。基礎知識は各社がWebサイトなどで患者にも分かりやすく説明している（一例[1]）。
- ●**適応**：インスリン療法が適応となる糖尿病。
- ●**禁忌**：低血糖症状を呈している患者、本剤の成分に対し過敏症の既往歴のある患者。
- ●**作用**：インスリンによるグルコース代謝調節。また、生体内組織での蛋白同化作用と抗酸化作用を示し、速やかなグルコース/アミノ酸細胞内輸送を引き起こし、同化作用を促進し、蛋白異化作用を阻害する。肝臓において、グルコース取り込みとグリコーゲン貯蔵を促進し、糖新生を阻害し、過剰なグルコースの脂肪への変換を促進する。
- ●**副作用**：低血糖症、アナフィラキシーショック、血管神経性浮腫。

投与管理のポイント

● インスリンの成分は胎盤を通過しにくいため、治療しながら分娩に至ることができる。特に糖尿病合併妊娠では経口血糖降下薬のほとんどが妊婦禁忌であることから、妊娠を希望する段階や妊娠初期からインスリン強化療法単独による血糖コントロールを図っていくことになる。

● インスリン強化療法の適応[2]としては、まず確実な血糖自己測定を行って食事・運動療法の上、血糖コントロールが不良であればインスリン治療に進む。一方で、妊娠初期などにケトアシドーシスなどの重篤な病態で見つかる糖尿病もまだあり、治療を急がなければ胎児だけでなく母体死亡もあり得る。低血糖症もそうだが、急を要する事態を見逃してはならない。

くすこれ ③ ポイント!

❶ 胎盤を通過しにくいため、胎児への影響を気にすることなく血糖コントロールを行うことができる。

❷ 診断基準の変更で GDM が増加しているが、実際にインスリン療法が必要な症例は変わらず、食事・運動療法でコントロールの困難な妊婦である[2]。

❸ 糖尿病看護認定看護師の協力を得るなど、専門的な看護知識を十分学ぶこと。

胎児毒性・乳汁移行

問題になるものはない。

Topics　GDM でも糖尿病合併妊娠でも、妊娠中に使用量が増えてネガティブな気持ちになる妊婦は多い。妊婦に安心して使ってもらうには、あくまで「期間限定である」こと、これらは妊娠の生理的変化によるもので「病気が悪化」しているのではないことをやさしく説明する。

（成瀬 勝彦）

シタグリプチンリン酸塩水和物、アログリプチン安息香酸塩、アナグリプチン、サキサグリプチン水和

45～49. 一般名 物、トレラグリプチンコハク酸塩

商品名：**グラクティブ®、ジャヌビア®、ネシーナ®、スイニー®、オングリザ®、ザファテック®**

  内服 グラクティブ®　　 内服 ジャヌビア®

- **薬価：**グラクティブ®…錠剤（12.5mg、25mg、50mg、100mg）12.5mg 57.20 円、25mg 69.60 円、50mg 129.10 円、100mg 191.40 円、ジャヌビア®…錠剤（12.5mg、25mg、50mg、100mg）12.5mg 56.90 円、25mg 68.30 円、50mg 126.50 円、100mg 188.70 円

- **使用方法：**非妊婦では通常 50mg/日だが、妊娠中の使用量については経験が少なく、定まった方法はない。

- **作用時間：**内服 2～5 時間後に血中濃度が最高となる。半減期は 12 時間程度で、1 日 1 回の投与が一般的。

- **適応：**2 型糖尿病。

- **禁忌：**本剤の成分に対し過敏症の既往歴のある患者、重症ケトーシス、糖尿病性昏睡または前昏睡、1 型糖尿病の患者、重症感染症、手術前後、重篤な外傷のある患者（いずれもインスリン注射による血糖管理が望まれるので本剤の投与は適さない）。

- **作用：**食後に消化管から分泌されるインクレチン（血糖降下作用を持つ）の分解酵素であるジペプチジルペプチダーゼ-4（DPP-4）を阻害する。

- **副作用：**便秘、浮動性眩暈、感覚鈍麻、糖尿病網膜症悪化、回転性眩暈、上室性期外収縮、心室性期外収縮、動悸、低血糖、意識消失、肝機能障害、急性腎不全、急性膵炎、間質性肺炎、咳嗽、呼吸困難、発熱、肺音異常、横紋筋融解症、血小板減少、類天疱瘡、水疱、びらん。

投与管理のポイント

- 胎盤通過性から多くの経口血糖降下薬は妊婦禁忌とされてきたが、本剤はヒトでの問題は報告がない。一方で、よく用いられるメトホルミン塩酸塩とグリベンクラミドも、妊娠初期については胎児への影響がないとされている[1]。内服中に妊娠した場合は落ち着いてインスリン治療への置き換えを図るのが一般的である。

- 妊娠中の血糖は日内・期間中の変動が大きいため、内服のみでは低血糖や高血糖になりやすい。インスリンにより細かく血糖を管理することが大前提である。ただ、注射が自分でできず、他者によってもできない事情のある者、またインスリンによるアレルギーの症例などでは内服でのコントロールを試みるのも一つの選択肢となる。

- 糖尿病管理全般にいえることだが、低血糖やケトアシドーシスを起こした場合に直ちに正しく対応することが必要であり、医療側の体制や高次施設との連携を整えておかなくてはならない。

くすこれ ③ ポイント！

❶ 妊婦禁忌でない唯一の経口糖尿病治療薬である。ただし、妊娠初期については臨床的にほかにも問題にならない薬剤はある。

❷ 妊婦の内服薬での血糖管理は容易ではない。インスリン治療がどうしてもできない場合の選択肢となる。

❸ 糖尿病に詳しい医師との十分な連携が必要。

胎児毒性・乳汁移行

胎児毒性については「投与管理のポイント」を参照。乳汁中に移行するが、児に影響するかどうかについては現時点で世界的にも報告がない。

(成瀬 勝彦)

50. 一般名 チアマゾール（MMI）

商品名：メルカゾール®

内服　メルカゾール®

- **薬価**：メルカゾール®…錠剤（5mg）9.80 円
- **使用方法**：妊婦には初期量 15〜30mg/日を 3〜4 回に分割経口投与し、機能亢進症状がほぼ消失したら、1〜4 週ごとに漸減し、5〜10mg/日、1〜2 回分割投与を維持量とする。妊娠中は 2〜4 週間ごとに甲状腺機能を検査し、投与量は必要最低量とする。
- **作用時間**：内服開始から効果が出るまで 2 週間〜2 カ月。
- **適応**：甲状腺機能亢進症（主にバセドウ病）。
- **禁忌**：本剤過敏症の既往例。
- **併用禁忌**：ワルファリンカリウム、ジギタリス製剤。
- **作用**：甲状腺ホルモンはヨウ素とアミノ酸の一種であるチロシンが結合したものである。本剤はペルオキシターゼ（食物からヨウ素を取り出す酵素）を阻害して甲状腺ホルモンの産生を抑制する。
- **副作用**：無顆粒球症。妊娠初期の投与で児にチアマゾール奇形症候群発症のリスク。

投与管理のポイント

- バセドウ病の病状は妊娠へ影響する（流早産・死産・低出生体重児など）。妊娠前に薬物や手術などで病状が安定したところで計画妊娠とすることが望ましい。また妊娠して安易に薬物治療をやめないよう指導する。
- 妊娠初期に MMI を内服すると、チアマゾール奇形症候群（児の頭皮欠損、気管食道瘻、後鼻孔閉鎖、臍腸管遺残、臍帯ヘルニアなど）の発症リスクが高まる（本剤内服女性の 1.9〜12.4% の頻度[1]）。妊娠 5 週〜9 週 6 日までは本剤の使用を避け、PTU やヨウ化カリウムへの変更を検討する。他剤が副作用や治療効果の面から使用で

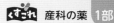

きない場合は胎児へのリスクを説明の上 MMI を使用する。中期以降の MMI の使用は問題ない。

●MMI 投与量が最少用量となるよう母体の甲状腺ホルモン（fT4）は正常上限値を目標とする。PTU は胎盤通過性があり、胎児の甲状腺機能抑制を起こすことがある。

くすこれ 3 ポイント！

① バセドウ病は計画妊娠が大事！：薬物治療や手術で病状がコントロールできてからの妊娠を勧める。妊娠判明後、自己判断で薬を中止しないよう指導する。

② 妊娠初期は MMI を避ける：チアマゾール奇形症候群のリスクを減らすため、できれば妊娠前や妊娠判明後には MMI からプロピルチオウラシル（PTU）やヨウ化カリウムへの薬剤変更を検討する。

③ 2～4 週間ごとの血液検査：甲状腺ホルモン（fT4）が正常上限を保つ程度の最小限の投与量を維持する。

胎児毒性・乳汁移行

　MMI は胎盤を通過して、胎児甲状腺機能抑制や甲状腺腫を発症することがある。また母体のバセドウ病が安定していても新生児バセドウ病を起こすことがある。出生児の状態をきちんと観察する。MMI 10mg/日までは授乳は安全とされている。それ以上の抗甲状腺薬の内服が必要な場合は服用直前に授乳、服用後 6 時間は人工栄養とし、児の甲状腺機能もチェックする。

（川端 伊久乃）

51. 一般名 プロピルチオウラシル (PTU)

商品名：**プロパジール®、チウラジール®**

内服 プロパジール®　　　内服 チウラジール®

- **薬価**：プロパジール®、チウラジール®…錠剤（50mg）9.80 円
- **使用方法**：妊婦には初期量 150～300mg/日を 3～4 回に分割経口投与し、機能亢進症状がほぼ消失したら、1～4 週ごとに漸減し、50～100mg/日 1～2 回分割投与を維持量とする。妊娠中は 2～4 週間ごとに甲状腺機能を検査し、投与量は必要最低量とする。
- **作用時間**：内服開始から効果が出るまで 1～2 カ月。
- **適応**：甲状腺機能亢進症（主にバセドウ病）。
- **禁忌**：本剤に対して過敏症の既往がある患者、使用後に肝機能が悪化した患者。
- **併用禁忌**：ワルファリンカリウム、ジギタリス製剤。
- **作用**：甲状腺ホルモンはヨウ素とアミノ酸の一種であるチロシンが結合したものである。本剤はチロシンにヨウ素が結合するのを阻害することで甲状腺ホルモンの産生を抑制する。
- **副作用**：無顆粒球症、抗好中球細胞質抗体（ANCA）関連血管炎症候群、肝機能障害。

投与管理のポイント

- バセドウ病の病状は妊娠に影響する（流早産・死産・低出生体重児など）。薬物や手術などで病状が安定したのちに計画妊娠とすることが望ましい。また妊娠して安易に薬物治療をやめないよう指導する。
- バセドウ病は、MMI のほうが本剤より治療効果が高く非妊時は第一選択となるが、MMI は胎児の奇形症候群との関連が報告されている。妊娠希望女性や妊娠初期では本剤が第一選択薬となる。PTU の児の先天疾患のリスクは

一般頻度と同等である。

● PTU 投与量が最少用量となるよう母体の甲状腺ホルモン（fT4）は正常上限値を目標とする。PTU より MMI のほうが治療効果は高く副作用が出にくいので、病状により妊娠中期以降は MMI に変更することもある。

くすこれ ❸ ポイント！

❶ バセドウ病は計画妊娠が大事！：薬物治療や手術で病状がコントロールできてからの妊娠を勧める。妊娠判明後、自己判断で薬を中止しないよう指導する。

❷ 妊娠初期のバセドウ病治療第一選択薬：MMI 奇形症候群のリスクを減らすため、妊娠希望女性や妊娠判明後〜妊娠初期は本剤やヨウ化カリウムを第一選択とする。

❸ 2〜4 週間ごとの血液検査：甲状腺ホルモン（fT4）が正常上限を保つ程度の最小限の投与量を維持する。

胎児毒性・乳汁移行

PTU は胎盤を通過して、胎児の甲状腺機能抑制や甲状腺腫を発症することがある。また、母体のバセドウ病が安定していても、新生児バセドウ病を起こすことがある。出生児の状態をきちんと観察する必要がある。PTU の母乳移行はわずかであり、300mg/日までは授乳は安全である。それ以上の内服が必要な場合は服用直前に授乳、服用後 6 時間は人工栄養とし、児の甲状腺機能も定期的にチェックする。

(川端 伊久乃)

52. 一般名 ヨウ化カリウム

商品名：ヨウ化カリウム丸「日医工」

内服　ヨウ化カリウム丸「日医工」

- **薬価**：ヨウ化カリウム丸「日医工」…錠剤（50mg）5.70円
- **使用方法**：甲状腺機能亢進症を伴う甲状腺腫に対し、ヨウ化カリウムとして5〜50mg/日を1〜3回で分割経口投与。
- **作用時間**：内服後速やかに甲状腺ホルモン値を低下させる。
- **適応**：甲状腺機能亢進症を伴う甲状腺腫。
- **禁忌**：ヨウ素に対し過敏症の既往歴がある例、肺結核。
- **併用注意**：リチウム製剤（治療効果を下げる）、スピロノラクトン、カリウム製剤、ARB/ACE阻害薬（高カリウム［K］血症を起こすことがある）。
- **作用**：血液中のヨウ素を上昇させることで甲状腺刺激ホルモンの作用を減弱し、甲状腺ホルモン分泌を抑制する。
- **副作用**：胃腸障害（胃痛、嘔吐、下痢など）、ヨウ素中毒（結膜炎、まぶたの腫れなど）、ヨウ素悪液質（体重減少、皮膚荒れなど）。

投与管理のポイント

- 効果発現が早いので、甲状腺クリーゼが疑われる場合、妊娠初期に初めてバセドウ病と診断された場合、帝王切開や流産手術の前など甲状腺ホルモン値を速やかに下げる必要があるときに用いる。PTUで治療効果が不十分な場合、妊娠初期でもMMIを使用せざるを得ない場合に、抗甲状腺薬の投与量を減らす目的で用いられたり、妊娠中に単独で使用されることもある。
- 1〜2カ月以上継続して使用すると治療効果が減弱する（エスケープ現象）ため、長期間の使用は行わない（軽症のバセドウ病の場合は長期間使用することもある）。

●ヨウ化カリウムは胎盤の通過性がよく、胎児の甲状腺機能を低下させる可能性がある。妊娠後期に使用した場合は、出生児の甲状腺機能検査を行い、適切な対処を行う。

くすこれ ❸ ポイント!

❶ 急速に甲状腺機能を安定させる必要があるときに使用。治療効果は速やかに現れる。甲状腺クリーゼが疑われる場合、甲状腺機能を速やかに安定させたい場合、副作用などで妊娠初期に PTU が使用できない場合などに使用。軽症のバセドウ病でも使用されることがある。

❷ 長期投与はしない。

❸ 妊娠末期の使用では出生児の甲状腺機能に注意!
できれば授乳は避ける!

胎児毒性・乳汁移行

　母体が内服した無機ヨウ素は乳汁中に濃縮される（母乳／血漿比［M/P 比］20 倍以上）。このため新生児の甲状腺機能に影響を与える可能性があり、内服中はできれば授乳は避ける。使用する場合は、児の甲状腺機能を定期的にチェックする。

Topics　食直後の内服は、薬剤が食物に吸着し、体内への吸収が悪くなるため避ける。食後 30 分くらいでの内服が好ましい。

(川端 伊久乃)

53. 一般名 レボチロキシンナトリウム（T₄）水和物

商品名：チラーヂン®S、レボチロキシンNa

内服　チラーヂン®S

- ●**薬価：**チラーヂン®S…錠剤（2.5μg、25μg、50μg、75μg）9.80円、（100μg）11.60円
- ●**使用方法：**25～400μgを1日1回服用。一般に服薬開始量は25～100μg、維持量には100～400μgが目安で、症状により適宜増減。
- ●**適応：**甲状腺機能低下症（橋本病など）、クレチン症、粘液水腫、甲状腺腫。
- ●**禁忌：**新鮮な心筋梗塞のある例。
- ●**併用禁忌：**交感神経刺激薬、ワルファリン、ジギタリス。
- ●**作用：**不足している甲状腺ホルモンを補充する。
- ●**副作用：**動悸・ふるえ、めまい、発汗、狭心症症状、肝機能障害、急性副腎不全。

投与管理のポイント

- ●母体の甲状腺ホルモン不足は不妊症や流産・早産・妊娠高血圧症候群・児の神経発達障害との関連が知られている。一般に、甲状腺機能低下症ではfT4高値でTSH10μU/mL以上が治療対象だが、妊婦や挙児希望例では潜在性甲状腺機能低下症（fT3、fT4が正常範囲であってもTSHが高値の例）では、レボチロキシンナトリウム内服が推奨される。
- ●治療の目標は、妊娠初期TSH 2.5μU/mL未満、妊娠中期以降は3.0μU/mL未満である。潜在性甲状腺機能低下症の場合は、25μg/日（抗サイログロブリン抗体・TPO抗体陽性例では50μg/Lの場合もある）分1から

開始し、2〜4 週ごとに TSH をチェックの上、用量を調節する。妊娠時は甲状腺ホルモンの必要量が非妊時の1.5 倍となるが、妊娠初期は一過性に TSH 値が下がるので注意する。

●甲状腺手術や放射性ヨウ素での治療後女性で、甲状腺ホルモン値が低下しているとき、本剤の内服を必要とする場合がある。治療目標は甲状腺機能低下症と同等である。

くすこれ ③ ポイント!

❶ 妊娠前から甲状腺機能は正常を保つことが重要：甲状腺機能低下症は流産・早産・妊娠高血圧症候群・児の神経発達障害との関連が知られている。潜在性甲状腺機能低下症でも治療が推奨されている。

❷ 薬の投与量の目安は TSH：目標値は、妊娠初期 TSH 2.5 μU/mL 未満、妊娠中期以降は 3.0 μU/mL 未満とされる。

❸ バセドウ病治療後の甲状腺機能低下症で用いられることもある。

胎児毒性・乳汁移行

レボチロキシンナトリウムはもともと母体内で産生されているホルモンであり、授乳に関しては全く問題ない。

Topics 鉄剤や制酸薬は本剤の吸収を悪くする。これらの内服はレボチロキシンナトリウム内服から 3〜4 時間あけることが望ましい。

(川端 伊久乃)

54. 一般名 スピラマイシン

商品名：スピラマイシン「サノフィ」

内服 スピラマイシン「サノフィ」

- **薬価：** スピラマイシン錠150万単位「サノフィ」…錠剤 228.80円
- **使用方法：** 1回2錠、1日3回（900万単位/日）、毎食後、内服。初感染が疑われた時点で速やかに内服を開始する。胎児感染が確認されない場合には分娩まで内服を継続する。
- **適応：** トキソプラズマ感染症。
- **作用：** ①トキソプラズマに対する抗原虫作用、②トキソプラズマ初感染による胎児感染、児の臨床症状の重症化の防止目的。
- **禁忌：** スピラマイシンの成分に対し過敏症の既往歴のある患者。
- **慎重投与：** QT延長を起こす恐れのある患者（電解質異常のある患者、先天性QT延長症候群の患者、心疾患のある患者、QT延長を起こすことが知られている薬剤を投与中の患者）。
- **併用注意：** クラスⅠAおよびクラスⅢ抗不整脈薬、レボドパ/カルビドパ配合剤（レボドパの血中濃度を低下させ、作用を減弱させるためレボドパ投与量の調整が必要な可能性がある）。
- **副作用：** 過敏症（IgA血管炎）、血液（急性溶血、白血球減少症、好中球減少症）、皮膚（発疹、蕁麻疹、掻痒症）、精神神経系（錯感覚、味覚異常）、消化器（腹痛、悪心・嘔吐、下痢）、肝臓（肝機能検査異常）。

投与管理のポイント

- 妊娠中の初感染は先天性トキソプラズマ症の発症につながる。胎児感染すると、水頭症、頭蓋内石灰化、小頭症、腹水、肝脾腫、胎児発育不全などを起こすことがあるため、日本では約半数の妊婦取り扱い施設にてスクリーニングが行われている。母体のトキソプラズマ初感染によ

る胎児感染率は妊娠時期の影響を受け、妊娠初期の感染では胎児感染率は低いが妊娠末期では高くなる。妊娠中の薬剤投与は胎児の臨床症状の重症化の防止効果があり、より早期からの治療が重症化の防止につながるとされているため、感染が疑われる場合にはスピラマイシンを速やかに投与し、胎児感染を予防する必要がある。

- トキソプラズマ特異的 IgG 抗体陰性妊婦は妊娠中初感染の危険性があり、感染防止のための指導が必要となる。具体的には生食を避け、食材はよく加熱して摂取する、野菜や果物はよく洗うかきちんと皮をむいて食べる、飲料水以外は飲まない、土を触る際には手袋を使用し触った後にはよく手洗いをするなどである。
- 新生児の先天性トキソプラズマ症の症状は、水頭症、脳内石灰化、網脈絡膜炎の3主徴のほかに小頭症、失明、てんかん、精神発達遅滞、血小板減少に伴う出血、貧血などがある。妊娠中の初感染に対してはより早期からの治療を開始することで重症の神経学的および眼科的合併症の発症率を下げることが可能である。

くすこれ3 ポイント！

1. 妊婦のトキソプラズマ初感染に対してスピラマイシン内服により胎児感染や児の臨床症状の重症化を防止する作用が見込まれる。
2. トキソプラズマ感染予防として、生食やよく洗っていない野菜や果物の摂取を避けるなどの指導を行う。
3. 先天性トキソプラズマ症の発生に注意する。

胎児毒性

　胎児移行性があり、妊娠中の初感染に対しては胎児感染の予防目的にスピラマイシンの内服が必要となる。

（古谷 菜摘・長谷川 潤一）

55. 一般名 スピラマイシン酢酸エステル

商品名：**アセチルスピラマイシン**

内服 アセチルスピラマイシン

- **薬価：**アセチルスピラマイシン…錠剤（100mg）26.10 円、200mg 44.10 円
- **使用方法：**アセチルスピラマイシン錠（100mg）を 1 回 3 錠、1 日 4 回（1,200mg/日）、毎食後と就寝前、3 週間内服、2 週間休薬を分娩まで。
- **効果効能：**スピラマイシン酢酸エステルに感性のブドウ球菌属、レンサ球菌属、肺炎球菌、梅毒トレポネーマ。
- **適応症：**表在性皮膚感染症、深在性皮膚感染症、リンパ管・リンパ節炎、慢性膿皮症、外傷・熱傷および手術創などの二次感染、乳腺炎、骨髄炎、咽頭・喉頭炎、扁桃炎、急性気管支炎、肺炎、肺膿瘍、慢性呼吸器病変の二次感染、梅毒、子宮付属器炎、涙嚢炎、麦粒腫、中耳炎、猩紅熱。
- **禁忌：**過敏症の既往歴のある患者。
- **慎重投与：**肝機能障害または腎機能障害のある患者（体内貯留が延長する恐れがある）。
- **副作用：**食欲不振、悪心・嘔吐、皮膚発疹・発赤、下痢、軟便、口内炎、胃部不快感など。

投与管理のポイント

- 妊娠中の初感染は先天性トキソプラズマ症の発症につながる。胎児感染すると、水頭症、頭蓋内石灰化、小頭症、腹水、肝脾腫、胎児発育不全などを起こすことがあるため、日本では約半数の妊婦取り扱い施設にてスクリーニングが行われている。母体のトキソプラズマ初感染による胎児感染率は妊娠時期の影響を受け、妊娠初期の感染では胎児感染率は低いが妊娠末期で感染率は高くなる。

妊娠中の薬剤投与は胎児の臨床症状の重症化の防止効果があり、より早期からの治療が重症化の防止につながるとされているため、感染が疑われる場合にはスピラマイシン酢酸エステルを速やかに投与し、胎児感染を予防する必要がある。

● トキソプラズマ特異的 IgG 抗体陰性妊婦は妊娠中初感染の危険性があり、感染防止のための指導が必要となる。具体的には生食を避け、食材はよく加熱して摂取する、野菜や果物はよく洗うかきちんと皮をむいて食べる、飲料水以外は飲まない、土を触る際には手袋を使用し触った後にはよく手洗いをするなどである。

● 新生児の先天性トキソプラズマ症の症状は、水頭症、脳内石灰化、網脈絡膜炎の3主徴のほかに小頭症、失明、てんかん、精神発達遅滞、血小板減少に伴う出血、貧血などがある。妊娠中の初感染に対してはより早期からの治療を開始することで重症の神経学的および眼科的合併症の発症率を下げることが可能である。

くすこれ ③ ポイント！

❶ 妊婦のトキソプラズマ初感染に対して、スピラマイシン酢酸エステル内服により胎児感染や児の臨床症状の重症化を防止する作用が見込まれる。

❷ トキソプラズマ感染予防として、生食やよく洗っていない野菜や果物の摂取を避けるなどの指導を行う。

❸ 先天性トキソプラズマ症の発生に注意する。

胎児毒性

胎児移行性があり、妊娠中の初感染に対しては胎児感染の予防目的にスピラマイシン酢酸エステルの内服が必要となる。

（古谷 菜摘・長谷川 潤一）

56. 一般名 乾燥弱毒生水痘ワクチン

商品名：**乾燥弱毒生水痘ワクチン「ビケン」**

注射　乾燥弱毒生水痘ワクチン「ビケン」

- ●**薬価**：乾燥弱毒生水痘ワクチン…薬価基準適用外
- ●**使用方法**：白色の乾燥製剤を添付の溶剤（日本薬局方注射用水）0.7mL で溶解し、その 0.5mL を 1 回皮下注。
- ●**効果効能**：水痘および 50 歳以上の者に対する帯状疱疹の予防。
- ●**接種不適当者（予防接種を受けることが適当でない者）**：①明らかな発熱を呈している者、②重篤な急性疾患にかかっていることが明らかな者、③本剤の成分によってアナフィラキシーを呈したことがあることが明らかな者、④明らかに免疫機能に異常のある疾患を有する者および免疫抑制を来す治療を受けている者、⑤妊娠していることが明らかな者、⑥上記に掲げる者のほか、予防接種を行うことが不適当な状態にある者。
- ●**併用禁忌**：帯状疱疹予防の場合、副腎皮質ステロイド（プレドニゾロンなど［注射薬、経口薬］）、免疫抑制薬（シクロスポリン［サンディミュン®］、タクロリムス水和物［プログラフ®］、アザチオプリン［イムラン®］など）。
- ●**併用注意**：①本剤を輸血およびガンマグロブリン製剤の投与を受けた者に接種した場合、輸血およびガンマグロブリン製剤中に水痘抗体が含まれると、ワクチンウイルスが中和されて増殖の抑制が起こり、効果が得られない恐れがある。②ほかの生ワクチンの干渉作用によりウイルスが増殖せず免疫が獲得できない恐れがあるので、ほかの生ワクチンの接種を受けた者は、通常、27 日以上間隔を置いて本剤を接種する。
- ●**重大な副反応**：アナフィラキシー、血小板減少性紫斑病、無菌性髄膜炎、注射部位の発赤、腫脹、発熱、発心など。

投与管理のポイント

- 水痘ワクチンは生ワクチンであり、妊婦への生ワクチン接種はワクチンウイルスが胎児へ移行する可能性があるため禁忌である。ただし、生ワクチンが妊婦に対して接種または水痘ワクチン接種後2カ月以内に妊娠した場合でも、臨床的に有意な胎児リスクは上昇しないため、妊娠中断の適応にはならない。

- 水痘に対する免疫を持たない妊婦の初感染で胎児感染が起こり、四肢皮膚瘢痕、四肢低形成、眼症状（小眼球症、網脈絡膜炎など）、神経障害（小頭症、水頭症、脳内石灰化、Horner症候群など）などの先天性水痘症候群を起こすことがある。そのため、妊婦が水痘に対して免疫を持たない場合は、水痘患者との接触を避けるように指導する必要がある。

- 水痘ワクチンは、接種する際にはあらかじめ1カ月程度避妊した後に接種し、接種後約2カ月間は避妊するように注意する。授乳期でのワクチン接種は可能であるため、妊娠中に水痘に対する免疫を持たないことが分かっている妊婦に対しては分娩後の接種を勧める。

くすこれ ③ ポイント!

❶ 妊婦には水痘ワクチンを接種しない。

❷ 水痘に対して免疫を持たない場合は、感染に気を付けるように指導する。

❸ 水痘ワクチン接種後は2カ月間の避妊を指導する。

胎児毒性

これまでに報告はない。

（古谷 菜摘・長谷川 潤一）

57. 一般名 アシクロビル

商品名：ゾビラックス®、アシクロビル「サワイ」

内服 ゾビラックス®錠

- **薬価**：ゾビラックス®…錠剤（200mg）62.00 円、（400mg）92.40 円、顆粒（40%）1g 171.20 円
- **使用方法**：成人にはアシクロビルとして 1 回 200mg を 1 日 5 回経口投与。妊産褥婦が分娩前 5 日〜分娩後 2 日の間に水痘を発症した場合、母体に経口アシクロビルを、新生児にガンマグロブリンを投与することが勧められている。妊娠中期以降に発疹の出た水痘感染妊婦には速やかに二次感染防止の措置・指導を行い、経口アシクロビルを投与して外来で経過観察 [1]。
- **効果効能**：①成人では、単純疱疹、造血幹細胞移植における単純ヘルペスウイルス感染症（単純疱疹）の発症抑制、帯状疱疹、②小児では、単純疱疹、造血幹細胞移植における単純ヘルペスウイルス感染症（単純疱疹）の発症抑制、帯状疱疹、水痘、性器ヘルペスの再発抑制。
- **慎重投与**：腎障害のある患者、肝障害のある患者、高齢者、小児。
- **併用注意**：プロベネシド、シメチジン、ミコフェノール酸モフェチル、テオフィリン。
- **副作用**：アナフィラキシーショック、アナフィラキシー（呼吸困難、血管浮腫など）、汎血球減少、無顆粒球症、血小板減少、播種性血管内凝固症候群（DIC）、血小板減少性紫斑病、急性腎障害、尿細管間質性腎炎、精神神経症状、意識障害（昏睡）、せん妄、妄想、幻覚、錯乱、痙攣、てんかん発作、麻痺、脳症など、中毒性表皮壊死融解症（TEN）、皮膚粘膜眼症候群（Stevens-Johnson 症候群）、呼吸抑制、無呼吸、間質性肺炎、肝炎、肝機能障害、黄疸、急性膵炎。

投与管理のポイント

- 妊娠中に母体が初感染した場合には、母体の重症化予防目的にアシクロビルの投与が行われる。発症した際の症状としては発熱、発疹（紅斑、丘疹、水疱、膿疱、痂皮が混在）が見られるため、臨床症状から診断可能であるといわれている。また、血清 VZV-IgM 抗体の検出や抗体価の上昇が診断に用いられることもある。

- 分娩前5日～分娩後2日の間に母体が感染した場合には、30～40％の児に生後5～10日に水痘を発症し重症化することがあるため、出生直後のガンマグロブリン静注および水痘を発症した場合にはアシクロビル投与が行われる。

- 水痘に対する免疫を持たない妊婦の初感染で胎児感染が起こり、四肢皮膚瘢痕、四肢低形成、眼症状（小眼球症、網脈絡膜炎など）、神経障害（小頭症、水頭症、脳内石灰化、Horner 症候群など）などの先天性水痘症候群を起こすことがある。そのため、妊婦が水痘に対して免疫を持たない場合は、水痘患者との接触を避けるように指導する必要がある。

くすこれ ③ ポイント!

❶ 妊娠中期以降に発症した水痘に対しては、経口アシクロビルを投与する。

❷ 母親が分娩前5日～産褥2日の間に発症した場合には、母体にアシクロビル投与および新生児へのガンマグロブリン静注を行う。

❸ 水痘に対して免疫を持たない場合は、感染に気を付けるように指導する。

胎児毒性
有益性投与。

（古谷 菜摘・長谷川 潤一）

58. 一般名 アシクロビル

商品名：アシクロビル、ゾビラックス®

  内服 アシクロビル錠　 点滴 アシクロビル　 塗布 アシクロビル軟膏

- **薬価**：アシクロビル…錠剤（200mg）31.00 円、（400mg）46.20 円、顆粒（40%）1g 56.60 円、静注用（250mg）1 瓶 478.00 円、軟膏（5%）1g 102.80 円、ゾビラックス®…錠剤（200mg）62.00 円、（400mg）92.40 円、顆粒（40%）1g 171.20 円、静注用（250mg）1 瓶 1,233.00 円、軟膏（5%）1g 236.40 円、クリーム（5%）1g 236.40 円

- **使用方法**：軽中等症では、アシクロビル錠（200mg）1 回 1 錠、1 日 5 回、5〜10 日間内服。重症では、アシクロビル点滴静注用 5mg/kg/回、8 時間ごと、7 日間点滴静注。

- **適応**：単純ヘルペス（性器ヘルペス、口唇ヘルペスなど）、帯状疱疹、水痘。

- **禁忌**：本剤の成分あるいはバラシクロビル塩酸塩に対し過敏症の既往歴のある患者。

- **併用禁忌**：なし。

- **作用**：単純ヘルペスウイルスあるいは水痘・帯状疱疹ウイルスが感染した細胞内に入ると、ウイルス性チミジンキナーゼによりリン酸化された後、細胞性キナーゼによりリン酸化され、アシクロビル三リン酸（ACV-TP）となる。ACV-TP は正常基質である dGTP と競合してウイルス DNA ポリメラーゼによりウイルス DNA の 3' 末端に取り込まれると、ウイルス DNA 鎖の伸長を停止させ、ウイルス DNA の複製を阻害する。

- **副作用**：肝逸脱酵素上昇、消化器症状（悪心・嘔吐など）。

投与管理のポイント

- 治療には内服が第一選択であり、ウイルスの増殖を抑制し治癒までの期間が短縮する。軽症の場合には 1 日数回、

5～10日間軟膏を塗布する方法もあるが、病期は短縮させない。

● 分娩目的の入院時に外陰部にヘルペスを認める場合、または初感染で発症から1カ月以内に分娩となる可能性が高い場合、再発で発症から1週間以内に分娩となる可能性が高い場合には、産道感染による母子感染を防ぐため、可能であれば帝王切開を行う。

● 治療を行っても神経節に潜伏しているウイルスを完全に排除することはできないため、再発する可能性がある。自覚症状がある場合にはすぐに伝えてもらうように指示する。

くすこれ ③ ポイント！

❶ 第一選択は内服薬！：軽症の場合は軟膏も可。

❷ 分娩直前の感染の場合には、児への感染を予防するために帝王切開での分娩も考慮される。

❸ 治療後再発する可能性もあり、外陰部の病変に気付いたときはすぐに医療者へ伝えてもらうよう指示する。

胎児毒性・乳汁移行

妊娠中の投与が胎児の先天奇形の発生率を増加させることはないと考えられている。また胎児障害の発生も報告されていない。

（小田上 瑞葉）

59. 一般名 バラシクロビル塩酸塩

商品名：バルトレックス®、バラシクロビル「日医工」ほか

内服　バルトレックス®顆粒

内服　バラシクロビル錠「日医工」

- **薬価**：バルトレックス®…錠剤（500mg）354.20円、顆粒（50%）1g 360.30円、バラシクロビル「日医工」…錠剤（500mg）131.20円、顆粒（50%）1g 194.20円
- **使用方法**：軽中等症では、バラシクロビル錠（500mg）1回1錠、1日2回、5〜10日間内服。
- **適応**：単純ヘルペス、帯状疱疹、水痘、性器ヘルペスの再発抑制。
- **禁忌**：本剤の成分あるいはアシクロビルに対し過敏症の既往歴のある患者。
- **併用禁忌**：なし。
- **作用**：単純ヘルペスウイルスあるいは水痘・帯状疱疹ウイルスが感染した細胞内に入ると、ウイルス性チミジンキナーゼによりリン酸化された後、細胞性キナーゼによりリン酸化され、アシクロビル三リン酸（ACV-TP）となる。ACV-TPは正常基質であるdGTPと競合してウイルスDNAポリメラーゼによりウイルスDNAの3'末端に取り込まれると、ウイルスDNA鎖の伸長を停止させ、ウイルスDNAの複製を阻害する。
- **副作用**：頭痛、眠気などの意識低下、肝機能検査値の上昇、腎機能障害、腹痛など。

投与管理のポイント

- 1日5回内服が必要なアシクロビルと比較し、1日2回の内服でよいことが利点である。
- 新生児ヘルペスは30%が生後1日で、ほとんどが生後1週間以内で発症する。分娩前1カ月以内に性器ヘルペス病変を認めた場合には、出生時に新生児に対しての検査を行う。

くすこれ 3 ポイント!

❶ 1日2回の内服でよいため自己管理がしやすい。

❷ 妊娠中に性器ヘルペスを認めた場合には、出生後の新生児ヘルペス発症（皮疹、発熱、中枢神経症状など）に注意する。

❸ 出生後の水平感染を予防するため、産婦、家族、医療スタッフの手洗いを励行し、口唇ヘルペスを伴うものは新生児にキスをしない、乳頭周囲にヘルペス病変を認めるときは授乳を制限するなど、指導する。

胎児毒性

アシクロビルと同様、妊娠中に使用しても催奇形性のリスクを増加することはないと考えられている。

（小田上 瑞葉）

60. 一般名 イミキモド

商品名：ベセルナ®

塗布 ベセルナ®クリーム

- **薬価：**ベセルナ®クリーム…（5%）1包1,177.00円
- **使用方法：**疣贅部位に適量を1日1回、週3回、就寝前に塗布。塗布後はそのままの状態を保ち、起床後に塗布した薬剤を、せっけんを用いて水または温水で洗い流す[1]。外性器または肛門周囲にのみ用いる。塗布後6〜10時間を目安に洗い流す。月・水・金あるいは火・木・土の週3回、病変部だけに薄く塗る。塗布後は手指をせっけんでよく洗う。
- **効果発現までの期間：**4〜16週（中央値10週）で疣贅の完全消失に至る[2]。女性患者の72%で疣贅が完全消失した[2]。国内の臨床成績としては、疣贅完全消失率63.6%であった[1]。
- **適応：**尖圭コンジローマ（外性器または肛門周囲に限る）[1]。
- **禁忌：**①本剤の成分に対し過敏症の既往歴のある患者、②尿道、腟内、子宮頸部、直腸および肛門内[1]。
- **作用：**IFN-αの産生促進を介したウイルス増殖抑制および細胞性免疫応答の不活化によるウイルス感染細胞の傷害[1]。
- **副作用：**塗布部位の皮膚障害（紅斑、びらん、表皮剥離、浮腫など）・皮膚反応（疼痛、掻痒感など）、排尿困難、排便痛、単純ヘルペス、頭痛、痔核の悪化、アトピー性皮膚炎の悪化など[1]。

投与管理のポイント

- かつては保険適用外でフルオロウラシル軟膏やブレオマイシン硫酸塩軟膏が用いられることもあったが、いずれの薬剤もラットで催奇形性が認められていた。2007年、わが国初の尖圭コンジローマ治療外用薬「ベセルナ®クリーム」が発売されたため、外性器または肛門周囲のコンジローマに対して外用薬を用いるのであればベセルナ®ク

リーム以外のものを選択するべきではない。

- 長時間の塗布による皮膚障害の恐れがあり、ほかの一般的な外用塗布剤に比較して使用法が煩雑である。
- 治癒から 3 カ月以内に約 25% が再発するとされるが、逆に妊娠中でも自然治癒することもある[3]。ベセルナ®クリームの使用期間が原則 16 週間までと定められていることも合わせ、妊娠末期まで治療を急がず経過観察を行い、妊娠 36 週近くなってから残存病変を治療して分娩時に病変が存在しないように管理するのが一般的である。

くすこれ 3 ポイント！

❶ 国内唯一の尖圭コンジローマ治療薬である。

❷ 週 3 回、1 日おきに使用し、夜塗って朝洗い流す。

❸ 連続使用は 16 週まで。再発と自然治癒のどちらも起こり得るので、児への感染を防ぐために分娩直前に治療することが一般的である。

胎児毒性

動物への経口投与実験では、妊娠ラットへの 20mg/kg/日の経口投与により、母獣の摂餌量減少および体重増加抑制による二次的な変化と考えられる胎児体重減少傾向などが認められた[1]。ラットおよびウサギへの投与において催奇形作用は認められていない[1]。以上を踏まえ妊婦へは有益性投与[1]とされているが、外用における血中移行はわずかである[2]。

（大井 理恵）

61。一般名 メトロニダゾール

商品名：フラジール®

内服　フラジール®錠剤

その他　フラジール®腟錠

- **薬価：**フラジール®…錠剤（250mg）36.20 円、腟錠（250mg）36.70 円

- **使用方法：**フラジール®内服錠 250mg 1 回 1 錠、1 日 3 回、7 日間内服。フラジール®腟錠 250mg 1 回 1 錠、1 日 1 回、7～10 日間腟内挿入。

- **効果出現までの時間：**血中濃度は内服後 2 時間に最高値を示した。

- **適応：**細菌性腟症、腟トリコモナス症。

- **禁忌：**本剤への過敏症の既往、脳・脊髄に器質的疾患のある患者（内服錠）、妊娠 3 カ月以内の婦人（内服錠）。

- **併用禁忌：**なし。

- **作用：**原虫や菌体内の酸化還元系によって還元を受け、ニトロソ化合物（R-NO）に変化する。この R-NO が抗原虫作用および抗菌作用を示す。また反応の途中で生成したヒドロキシラジカルが DNA を切断し、DNA のらせん構造の不安定化を招く。

- **副作用：**内服錠では過敏症として発疹、悪心・下痢などの消化器症状、肝胆道系酵素上昇、暗赤色尿、発熱など。腟錠では過敏症として局所の掻痒感・発赤、カンジダの出現など。

投与管理のポイント

- 細菌性腟症の妊婦での頻度は約 15～20％ と推測され、1/3 は自然に治癒する。流早産のリスク因子であるため[1]、帯下の異常な増加、悪臭などの不快な自覚症状がある場合には治療の適応となる。治療の前に腟培養検査を提出しておくことが望ましい。

- 第一選択は内服錠であるが、妊娠 3 カ月以内の内服錠は

治療の有益性が危険性を上回ると判断される場合を除き禁忌とされているため、この時期の治療には腟錠が選択される。

くすこれ ③ ポイント！

❶ 細菌性腟症は早産のハイリスク！：自覚症状がある場合には治療を行う。

❷ フラジール®内服錠は細菌性腟症の第一選択薬。

❸ 妊娠3カ月以内のフラジール®内服錠は原則禁忌。

胎児毒性

催奇形性は否定的[2]であるが、妊娠3カ月以内の投与は禁忌に注意して投与を行う。治療を行うことにより早産率・早産による低出生体重児出生を減らせる可能性がある。

（小田上 瑞葉）

62. 一般名 クロラムフェニコール

商品名：**クロマイ®、クロラムフェニコール「F」**

その他 クロマイ®腟錠　　その他 クロラムフェニコール「F」腟錠

- **薬価**：クロマイ®、クロラムフェニコール「F」…腟錠（100mg）71.70 円
- **使用方法**：クロマイ®腟錠 100mg…1 回 1 錠、1 日 1 回、6 日間腟内挿入[1]。
- **適応**：細菌性腟症。
- **禁忌**：本剤の成分に対し過敏症の既往歴のある患者。
- **併用禁忌**：なし。
- **作用**：抗菌スペクトルはグラム陽性菌、グラム陰性菌の広範囲にわたっており、黄色ブドウ球菌、肺炎球菌、大腸菌、インフルエンザ菌、セラチア属などに対して強い抗菌作用を示す。作用機序は、細菌細胞内の蛋白合成を阻害することにより、殺菌的に作用する。
- **副作用**：過敏症として発疹、搔痒、局所の発赤などが出現することがある。

投与管理のポイント

- 2012 年にメトロニダゾールが保険適用となるまでは細菌性腟症に対してクロラムフェニコールが使用されていたが、これは腟内の常在菌である乳酸桿菌まで殺菌してしまうので、現在ではメトロニダゾールが第一選択となる。本剤の使用にあたっては、耐性菌の発現などを防ぐため、原則として感受性を確認し、治療上必要な最小限の期間の使用にとどめること。

くすこれ ③ ポイント!

❶ 細菌性腟症は早産のハイリスク！：自覚症状がある場合には治療を行う。

❷ クロラムフェニコール腟錠は細菌性腟症に保険適用があるが、現在の第一選択薬はメトロニダゾールである。

❸ 腟内の常在菌まで殺菌してしまうため長期間の使用には注意。

胎児毒性

　クロラムフェニコール腟錠は血中に移行する量がごくわずかであり、妊娠中であっても通常用量の使用であれば、胎児や妊娠に影響する可能性は非常に低いと考えられる。妊娠末期の内服薬・注射薬は新生児に灰白症候群（低体温症、チアノーゼ、筋弛緩、および循環虚脱など）を引き起こす可能性や、新生児の血小板減少を引き起こすことがあることが知られており、注意すべき薬である[2]。

（小田上 瑞葉）

63. 一般名 アジスロマイシン水和物

商品名：ジスロマック®、アジスロマイシン「CHM」ほか

内服　ジスロマック®錠

- **薬価**：ジスロマック®…錠剤（250mg）216.60円、アジスロマイシン「CHM」…錠剤（250mg）77.20円
- **使用方法**：ジスロマック®錠250mg、アジスロマイシン錠250mgは4錠を1回で内服。
- **効果発現までの時間・作用機序**：アジスロマイシン（250mg）4錠単回投与であれば10日間の有効な組織内濃度が保たれる。
- **適応**：子宮頸管炎のほか、深在性皮膚感染症、リンパ管炎、リンパ節炎、咽頭喉頭炎、扁桃炎、急性気管支炎、肺炎、肺膿瘍、骨盤内炎症性疾患など。
- **禁忌**：本剤の成分に対し過敏症の既往歴のある患者。
- **併用禁忌**：なし。
- **作用**：静菌性のマクロライド系抗菌薬である。細菌の70Sリボソームの50Sサブユニットと結合し、蛋白合成を阻害することで作用を発揮する。
- **副作用**：アレルギー反応、下痢、発疹、肝機能障害、好酸球増多など。

投与管理のポイント

- クラミジア子宮頸管炎に対して、アジスロマイシン（250mg）を4錠1回単回内服投与する。
- アジスロマイシン水和物は単回投与でも1週間〜10日間と比較的長い間有効組織濃度が保たれる製剤であり、飲み忘れが少なくコンプライアンスのよい薬剤である。
- パートナーからの再感染を防ぐために、パートナーにもクラミジアの検査および治療を受けるように勧めることが重要である。

- 治療に成功したかどうかについて、治療効果判定が有用である。拡散増幅法検査などにより病原体の陰転化を確認する。また、拡散増幅法は感度が良いため、治療後すぐに治療効果判定が行われると偽陽性になることがあり、再検査は3週間以上空けることが望ましい。

くすこれ 3 ポイント！

1. 妊婦のクラミジア子宮頸管炎に対する治療として、本剤の用法は単回投与であり、処方薬は一度に飲むように指導すること。
2. 妊娠中にクラミジア頸管炎と診断された妊婦に対しては、パートナーの性器クラミジア検査および治療を勧めること。
3. 投薬終了後は3週間以上空けて治癒の効果判定を行うこと。

胎児毒性

米国食品医薬品局（FDA）の承認医薬品の忠告事項によれば、妊娠危険区分B（動物実験では危険性はないがヒトでの安全性は不十分、もしくは動物では毒性はあるがヒトの試験では危険性なし）にランクされており、日本性感染症学会のガイドラインでは推奨レベルBとして投与可能とされている。

（中西 沙由理・青木 茂）

64. 一般名 クラリスロマイシン

商品名：クラリス®、クラリシッド®、クラリスロマイシン「杏林」ほか

 内服　クラリス®　 内服　クラリスロマイシン「杏林」

- **薬価**：クラリス®…錠剤（200mg）60.70円、クラリスロマイシン「杏林」…錠剤（200mg）26.40円
- **使用方法**：クラリス®錠、クラリスロマイシン錠ともに1日2錠、2回分服（朝・夕食後）、7日間。
- **効果発現までの時間・作用機序**：内服開始後約1〜2時間でクラリスロマイシンの血中濃度は最高となり、1日2回の反復投与でも1〜2時間で血中濃度は最高となる。
- **適応**：子宮頸管炎のほか、表在性・深在性皮膚感染症、リンパ管炎、リンパ節炎、咽頭喉頭炎、扁桃炎、急性気管支炎、肺炎、肺膿瘍、骨盤内炎症性疾患など。
- **禁忌**：本剤に対して過敏症の既往のある患者、肝臓または腎臓に障害のある患者でコルヒチンを投与中の患者。
- **併用禁忌**：ピモジド、エルゴタミン酒石酸塩・無水カフェイン・イソプロピルアンチピリン、ジヒドロエルゴタミンメシル塩酸、タダラフィル、チカグレロル、イブルチニブ、アスナプレビル、ダクラタスビル塩酸塩・アスナプレビル・ベクラブビル塩酸塩、イバブラジン塩酸塩、ベネトクラクス。
- **作用**：静菌性のマクロライド系抗菌薬である。細菌の70Sリボソームの50Sサブユニットと結合し、蛋白合成を阻害することで作用を発揮する。
- **副作用**：アレルギー反応、消化器症状、発疹、肝機能障害、好酸球増多など。

投与管理のポイント

- クラリスロマイシンとして200mgを1回1錠、1日2回、7日間。
- アジスロマイシン水和物は単回投与だが、本剤は7日間の継続内服が治療には必要であり、また、併用禁忌薬がアジスロマイシンに比べると多い。
- パートナーからの再感染を防ぐために、パートナーにもクラミジアの検査および治療を受けるように勧めることが重要である。
- 治療に成功したかどうかについて、治療効果判定が有用である。拡散増幅法検査などにより病原体の陰転化を確認する。また、拡散増幅法は感度が良いため、治療後すぐに治療効果判定が行われると偽陽性になることがあり、再検査は3週間以上空けることが望ましい

くすこれ③ポイント!

❶ 妊婦のクラミジア子宮頸管炎に対する治療として、日本ではアジスロマイシン水和物と並ぶ推奨薬である。

❷ 妊娠中にクラミジア頸管炎と診断された妊婦に対しては、パートナーの性器クラミジア検査および治療を勧めること。

❸ 投薬終了後は3週間以上空けて治癒の効果判定を行うこと。

胎児毒性

　FDAの承認医薬品の忠告事項によれば、危険区分C（動物実験で毒性があり、ヒト試験での安全性は不十分だが有用性が危険性を上回る可能性あり）にランクされているが、日本性感染症学会のガイドラインでは推奨レベルBとして投与可能とされている。

（中西 沙由理・青木 茂）

65. 一般名 イソコナゾール硝酸塩

商品名：**アデスタン®**、イソコナゾール硝酸塩「F」

その他 アデスタン®腟錠

塗布 アデスタン®クリーム

- **薬価**：アデスタン®…腟錠（300mg）190.00円、クリーム（1%）20.60円、イソコナゾール硝酸塩「F」…腟錠（100mg）48.60円、（300mg）145.20円
- **使用方法**：腟錠…1週1回600mgを腟深部に挿入し、効果が得られない場合は追加で600mgをさらに1回使用。クリーム…1日2〜3回患部に塗布。100mg製剤：1日1回1錠を腟深部に挿入し、6日間継続使用する。効果が得られない場合はさらに1日1回1錠を6日間継続使用する。
- **効果発現までの時間・作用時間**：イソコナゾール硝酸塩腟錠の6日間連続投与は真菌学的効果（一次効果）が週1回投与よりもやや優れる成績を示す報告がある。外用に関しては塗布1時間後にはイソコナゾール硝酸塩の真皮中の平均濃度は最小発育阻止濃度より明らかに高くなる。
- **適応**：腟錠ではカンジダに起因する腟炎および外腟炎、クリームでは皮膚真菌症の治療、外陰部カンジダ症など。
- **禁忌**：本剤の成分に対し過敏症の既往歴のある患者。
- **併用禁忌**：なし。
- **作用**：真菌類の細胞膜の透過性を迅速かつ強力に変化させることによって抗真菌作用を発揮する。
- **副作用**：過敏症、局所の刺激感、疼痛など。

投与管理のポイント

- 局所療法としての腟錠の使用は、通院困難な症例に対しては週1回の投与を行う。腟錠を処方し患者に自己挿入させる方法は不適切な自己処置がなされると治癒が遅れる可能性があり、十分指導し処方する。

●カンジダによる産道感染を起こすと、児の鵞口瘡を起こすことがある。

くすこれ③ポイント!

❶ イソコナゾール硝酸塩の腟錠での投与は、600mg/回・週に1回、もしくは100mg/回・毎日・6日間投与があり、一度治療しても臨床的に軽快しないときは再投与が可能である。

❷ 症状に応じて腟剤と外用剤は併用が可能である。

❸ 症状のあるカンジダ腟炎の妊婦や、分娩が近づいている状況で腟内に多量のカンジダを認めるときには、分娩時の産道感染を予防する目的で治療を行う。

胎児毒性・・・
有益性投与である。

・・

Topics 無症状の妊婦のカンジダ腟炎は必ずしも治療しなくてもよいとの意見も多いが、ドイツのカンジダ治療のガイドラインでは、第3三半期のカンジダ腟炎の治療は出生児の鵞口瘡やオムツかぶれを減少させる効果があることから、無症状であっても治療を推奨している。

（中西 沙由理・青木 茂）

66. 一般名 オキシコナゾール硝酸塩

商品名：**オキナゾール®**

その他 オキナゾール®腟錠

塗布 オキナゾール®クリーム

- **薬価**：オキナゾール®…腟錠（100mg）54.50 円、（600mg）301.30 円、クリーム（1％）13.10 円、外用液（1mL 1％）13.10 円

- **使用方法**：腟錠…600mg 製剤：1 週 1 回 600mg を腟深部に挿入する。効果が得られない場合は追加で 600mg をさらに 1 回使用する。100mg 製剤：1 日 1 回 1 錠を腟深部に挿入し、6 日間継続使用する。効果が得られない場合はさらに 1 日 1 回 1 錠を 6 日間継続使用する。クリーム…1 日 2〜3 回患部に塗布。

- **効果発現までの時間・作用時間**：オキシコナゾール硝酸塩腟錠の 600mg 使用に関しては、週に 1 度の投与でよく、有効率については 100mg 連続投与は 89.5％、600mg 単回投与は 88.5％と報告されている。

- **適応**：腟錠ではカンジダに起因する腟炎および外陰腟炎、クリームでは皮膚真菌症（その他の皮膚カンジダ症として外陰部カンジダ症が含まれる）。

- **禁忌**：本剤の成分に対し過敏症の既往歴のある患者。

- **併用禁忌**：なし。

- **作用**：真菌類の細胞膜の透過性を迅速かつ強力に変化させることによって抗真菌作用を発揮する。

- **副作用**：過敏症、局所の刺激感、疼痛など。

投与管理のポイント

- 局所療法としての腟錠の使用は、通院困難な症例に対しては週 1 回の投与を行う。腟錠を処方し患者に自己挿入させる方法は不適切な自己処置がなされると治癒が遅れる可能性があり、十分指導し処方する。

●カンジダによる産道感染を起こすと、児の鵞口瘡を起こすことがある。

くすこれ ③ ポイント!

❶ オキシコナゾール硝酸塩の腟錠での投与は、600mg/回・週に1回、もしくは100mg/回・毎日・6日間投与があり、一度治療しても臨床的に軽快しないときは再投与が可能である。

❷ 症状に応じて腟剤と外用剤は併用が可能である。

❸ 症状のあるカンジダ腟炎の妊婦や、分娩が近づいている状況で腟内に多量のカンジダを認めるときには、分娩時の産道感染を予防する目的で治療を行う。

胎児毒性

有益性投与である。

Topics

無症状の妊婦のカンジダ腟炎は必ずしも治療しなくてもよいとの意見も多いが、ドイツのカンジダ治療のガイドラインでは、第3三半期のカンジダ腟炎の治療は出生児の鵞口瘡やオムツかぶれを減少させる効果があることから、無症状であっても治療を推奨している。

（中西 沙由理・青木 茂）

67. 一般名 アモキシシリン水和物

商品名：サワシリン®、パセトシン®、アモリン®、アモキシシリン「NP」、ワイドシリン®

内服 サワシリン®カプセル、細粒、錠

内服 パセトシン®カプセル

- **薬価：** サワシリン®…カプセル（125mg）11.10 円、（250mg）11.10 円、細粒（10％）1g 10.20 円、錠剤（250mg）11.10 円、パセトシン®…カプセル（125mg）10.10 円、細粒（10％）1g 10.50 円
- **使用方法：** 病期にかかわらず、アモキシシリン水和物として 1 回 500mg、1 日 3 回、4 週間投与を基本とする[1]。
- **作用時間：** 腎機能正常成人では投与後 2 時間で最高血中濃度に達し、半減期は 0.97 時間[2]。
- **適応：** 梅毒のほか、皮膚感染症、乳腺炎、肺炎、尿路感染、眼・耳鼻・口腔領域、ヘリコバクター・ピロリ感染症など[2]。
- **禁忌：** 本剤の成分またはペニシリン系抗菌薬によるショックや過敏症の既往、伝染性単核球[2]。
- **作用：** 殺菌的抗菌作用[2]。
- **副作用：** ショック・アナフィラキシー、中毒性表皮壊死融解症、皮膚粘膜眼症候群、顆粒球減少・血小板減少、肝・腎障害、梅毒患者において Jarisch-Herxheimer 現象など[2]。

投与管理のポイント

- 2018 年 6 月に日本性感染症学会梅毒委員会が作成した新ガイドにより、妊婦の活動性梅毒に対しては第一選択としてアモキシシリン水和物、ペニシリン禁忌の妊婦に限りスピラマイシン酢酸エステルを用いる[1]。
- 上記新ガイドから、病期および症状の有無を問わず原則 4 週間投与したのちに治癒確認を行うという簡潔な形になった[1]。

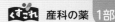

- 妊婦は定期的に妊婦健診に通院するので治療を自己中断する恐れが少ない。したがって、妊娠初期スクリーニングで梅毒を発見することは、日本において梅毒発生数を減少させていくための確実な方法の一つと考えられる[3]。

くすこれ ③ ポイント!

❶ 妊婦の梅毒治療は2剤（本薬剤とスピラマイシン酢酸エステル〈p.136〉）しかない。
❷ 病期にかかわらず4週間の内服後に治癒確認を行う。
❸ 妊娠中こそドロップアウトせずに治療を完遂できるチャンスと心得て支援しよう。

胎児毒性

アモキシシリン水和物 500mg/kg/日をクラリスロマイシンおよびランソプラゾールとともに妊娠ラットに投与したところ、母体への毒性と胎児発育抑制が見られた[2] とのことだが、体重 50kg のヒトに換算すると 250mg 錠を毎日 100 錠投与することになる。添付文書の記載を過剰に恐れてはならない。

Topics

経口摂取不良の患者ではビタミン K 欠乏症状が現れ出血傾向を呈する恐れがある。梅毒治療においては、治療の初めごろの発熱（Jarisch-Herxheimer 現象）と投与8日目ごろから起こり得る薬疹が、特に女性に起こりやすいことに留意する[1]。

（大井 理恵）

68. 一般名 スピラマイシン酢酸エステル

商品名：アセチルスピラマイシン

内服 アセチルスピラマイシン

- **薬価**：アセチルスピラマイシン…錠剤（100mg）26.10 円、（200mg）44.10 円
- **使用方法**：病期にかかわらず、スピラマイシン酢酸エステルとして 1 回 200mg、1 日 6 回、4 週間投与を基本とする[1]。
- **適応**：梅毒のほか、皮膚感染症、乳腺炎、呼吸器感染症、子宮付属器炎、眼・耳鼻領域、猩紅熱など[2]。
- **禁忌**：本剤の成分に対し過敏症の既往[2]。
- **作用**：細菌の蛋白合成を阻害する[2]。
- **副作用**：消化器、皮膚、口内炎[2]。

投与管理のポイント

- 2018 年 6 月に日本性感染症学会梅毒委員会が作成した新ガイドにより、妊婦の活動性梅毒に対しては第一選択としてアモキシシリン水和物、ペニシリン禁忌の妊婦に限りスピラマイシン酢酸エステルを用いる[1]。
- 上記新ガイドから、病期および症状の有無を問わず原則 4 週間投与したのちに治癒確認を行うという簡潔な形になった[1]。
- 妊婦は定期的に妊婦健診に通院するので治療を自己中断する恐れが少ない。したがって、妊娠初期スクリーニングで梅毒を発見することは、日本において梅毒発生数を減少させていくための確実な方法の一つと考えられる[3]。

くすこれ ③ ポイント!

① 妊婦の梅毒治療は2剤（本薬剤とアモキシシリン水和物〈p.134〉）しかない。

② 病期にかかわらず4週間の内服後に治癒確認を行う。

③ 妊娠中こそドロップアウトせずに治療を完遂できるチャンスと心得て支援しよう。

胎児毒性

スピラマイシン酢酸エステルについては、胎盤組織中に母体血中濃度の 1/3〜1/2、臍帯血中には母体血中濃度の 1/2 が移行する[2]。

Topics

経口摂取不良の患者ではビタミンK欠乏症状が現れ出血傾向を呈する恐れがある。梅毒治療においては、治療の初めごろの発熱（Jarisch-Herxheimer 現象）と投与8日目ごろから起こり得る薬疹が、特に女性に起こりやすいことに留意する[1]。

（大井 理恵）

69〜73. 一般名 ジドブジン、ラミブジン、アバカビル硫酸塩、エムトリシタビン、テノホビル ジソプロキシルフマル酸塩

商品名：レトロビル®、エプジコム®、ツルバダ®、ビリアード®、エピビル®

内服 レトロビル®カプセル

内服 エプジコム®配合錠

内服 ツルバダ®配合錠

- **薬価**：レトロビル®…カプセル（100mg）289.70 円、エプジコム®…配合錠 2,973.90 円、ツルバダ®…配合錠 3,864.60 円
- **使用方法**：投与管理のポイント参照。
- **最高血中濃度発現時間（Tmax）と半減期（T1/2）**：レトロビル®とエピビル®では Tmax は約 1 時間前後、T1/2 は約 2 時間前後、その他の薬剤では Tmax は約 1〜2 時間、T1/2 は約 10〜17 時間。
- **適応**：HIV 感染症。
- **禁忌**：全ての薬剤で過敏症のある患者。それ以外では、レトロビル®は好中球数 750/mm³ 未満またはヘモグロビン値が 7.5g/dL 未満に減少した患者、エプジコム®は重度肝障害。
- **併用禁忌**：レトロビル®ではイブプロフェン。
- **作用**：抗ウイルス作用。HIV はリンパ球などの標的宿主細胞に侵入した後、自身の遺伝子を逆転写酵素によって DNA に変換し宿主の染色体に組み込むことで感染を成立させる。本剤は HIV の逆転写酵素と競合し DNA に取り込まれた後、DNA 鎖の伸長を停止することで逆転写酵素の活性を阻害する。
- **副作用**：AZT では悪心、貧血、血小板減少、頭痛、ABC/3TC では発疹、過敏症、TDF/FTC ならびに TDF では腹部膨満感、腎機能障害、骨密度低下の出現に注意する。また、全ての薬剤で中止による B 型慢性肝炎の悪化の出現に注意する。

投与管理のポイント

- 以下のどれか 1 種類を選択。必ずほかの抗 HIV 薬（プロテアーゼ阻害薬またはインテグラーゼ阻害薬）と併用。
- AZT（レトロビル®）：カプセル（100mg）（海外では点滴静注用やシロップもあるが、国内未承認）。500〜600mg/日を 2〜6 回に分けて、食間または空腹時に経口投与する。
- ABC/3TC（エプジコム®配合錠）：錠剤（単一容量）。1

回1錠を1日1回、食間または空腹時に経口投与する。

- TDF/FTC（ツルバダ®配合錠）：錠（単一容量）。1回1錠を1日1回、食間または空腹時に経口投与する。
- TDF+3TC（ビリアード®＋エピビル®）：錠（300mg）＋錠（150mg、300mg）。前者は1回300mgを1日1回、後者は300mg/日を1日1回、または2回（150mg×2）に分けて、どちらも食間または空腹時に経口投与する。
- AZT点滴静注（国内未承認）は目安として分娩の3時間前から開始とし、最初の1時間は2mg/kg/時、その後は1mg/kg/時で、児娩出まで続ける。

くすこれ ❸ ポイント!

❶ HIV感染が不明の妊婦が陣痛発来のため来院した場合には、迅速HIV検査を行い、陽性であれば確認検査を待たずにAZT点滴を開始する。新生児へはシロップ（国内未承認）を目安として生後6時間後から開始とし、1回4mg/kgを12時間ごと投与とし、内服できない場合には3mg/kgを12時間ごと点滴静注する。

❷ 確実な服薬（定時、服薬率95%以上維持）が必要である。副作用に悪心があり、妊娠悪阻の際に内服継続できるかがポイントになる。

❸ 母子感染予防を目的に人工栄養哺育が推奨される。

胎児毒性

　添付文書では、今回掲載の全ての薬剤が妊産婦への投与は「有益性投与」となっている。なお、米国食品医薬品局（FDA）の旧カテゴリー分類（2015年6月に廃止）では、妊産婦への投与は全てがB（「比較的安全」：TDF、FTC）またはC（「有益性投与」：AZT、ABC、3TC）であった。

Topics　点滴用AZT、AZTシロップは国内未承認薬であるため、厚生労働省エイズ治療薬研究班（班長：東京医科大学臨床検査医学分野 福武勝幸教授）から入手する。

（森川 守）

74. 一般名 ラルテグラビルカリウム

商品名：**アイセントレス®**

内服　アイセントレス®

- **薬価**：アイセントレス®（RAL［ラルテグラビル］）…錠剤（400mg）1,582.40 円、（600mg）1,582.40 円
- **使用方法**：600mg 錠を 1 日 1 回、1 回 2 錠（1,200mg）、または 400mg 錠を 1 日 2 回（800mg）、1 回 1 錠を経口投与する。食間または空腹時に内服する。必ず核酸系逆転写酵素阻害薬と併用する。
- **最高血中濃度発現時間（Tmax）と半減期（T1/2）**：Tmax 約 3.0 時間、T1/2 約 7.3 時間。
- **適応**：HIV 感染。
- **禁忌**：過敏症のある患者。
- **併用禁忌**：特になし。
- **作用**：HIV はリンパ球など標的宿主細胞に自身の遺伝子を組み込むことで感染を成立させ、この組み込み反応にはインテグラーゼ（酵素）が必要となる。本剤はインテグラーゼ阻害作用によって HIV の宿主細胞への感染を阻止する。
- **副作用**：頭痛の出現に注意する。

投与管理のポイント

- 妊娠 28 週以降に HIV RNA 量が 10 万 copies/mL 以上の HIV 感染が判明した場合は、直ちに RAL を含む 3〜4 剤のレジメンが望ましいとしている点、陣痛が始まってからも RAL を含むレジメンとし、AZT（シドブジン）静注を行う、としている点に留意する。
- HIV 感染の可能性がある未受診妊婦がそのまま分娩に至る場合には、感染予防、特に AZT 静注を行うことは困難である。母児感染のリスクを説明する。

くすこれ❸ポイント!

❶ 妊娠28週以降にHIV RNA量が10万copies/mL以上のHIV感染が判明した場合は、直ちにRALを含む3〜4剤のレジメンが望ましいとしている点、陣痛が始まってからもRALを含むレジメンとし、AZT静注を行う、としている点に留意する。

❷ 確実な服薬（定時、服薬率95％以上維持）が必要である。副作用に悪心があり、妊娠悪阻の際に内服継続できるかがポイントになる。

❸ 母子感染予防を目的に人工栄養による哺育が推奨されている。

胎児毒性

添付文書では、妊産婦への投与は「有益性投与」となっている。なお、FDAの旧カテゴリー分類（2015年6月に廃止）では、妊産婦への投与はC（「有益性投与」）であった。

Topics

インテグラーゼ阻害薬のDTG（テビケイ®）では胎児神経管欠損の発生リスクがあるため、妊娠前または妊娠初期ではRAL（アイセントレス®）へ変更する。

（森川 守）

アタザナビル硫酸塩、リトナビル、ダルナビルエタノール付加物

75〜77. 一般名

商品名：**レイアタッツ®、ノービア®、プリジスタ®**

内服 レイアタッツ®　　内服 ノービア®

- **薬価**：レイアタッツ®…カプセル（150mg）428.10円、（200mg）638.70円、ノービア®…錠剤（100mg）100.90円
- **使用方法**：投与管理のポイント参照。
- **最高血中濃度発現時間（Tmax）と半減期（T1/2）**：レイアタッツ® Tmax 約2時間、T1/2 約6時間、プリジスタ®Tmax 約2時間、T1/2 約18時間、プリジスタ®ナイーブ Tmax 約2.5〜4時間、T1/2 約15時間、ノービア®Tmax 約2〜3時間、T1/2 約3.5〜5時間。
- **適応**：HIV感染。
- **禁忌**：全ての薬剤で過敏症のある患者。それ以外では、レイアタッツ®は重度の肝障害のある患者、プリジスタ®ならびにプリジスタ®ナイーブでは腎機能障害あるいは肝機能障害患者で、コルヒチンを投与中の患者。
- **併用禁忌**：3剤は全て、チトクローム P450（CYP3A4）および UDP-グルクロニルトランスフェラーゼ（UGT）の阻害作用を有するため、阻害を受ける薬剤全て。
- **作用**：HIVはリンパ球などの標的宿主細胞に感染しウイルス粒子を産生することで増殖するが、ウイルス粒子産生に必要な機能蛋白質を作るためにはプロテアーゼ（酵素）などが必要となる。本剤はプロテアーゼを阻害しウイルス粒子の産生を抑える。
- **副作用**：ATV（レイアタッツ®）では発疹、悪心、下痢、高ビリルビン血症、黄疸、腎・尿路結石、DRV（プリジスタ®、プリジスタ®ナイーブ）では発疹、悪心、下痢、rtv（ノービア®）では、悪心、下痢の出現に注意する。

投与管理のポイント

- 必ず核酸系逆転写酵素阻害薬と併用する。以下は「抗HIV薬による治療経験のない患者」への投与方法を記載する。
- ATV（レイアタッツ®）：カプセル（150mg、200mg）。ATV300mgとrtv(ノービア®)100mgを1日1回併用投与。
- DRV（プリジスタ®ナイーブ）：錠（400mg、600mg、800mg）。800mg1錠を1日1回投与する。
- rtv（ノービア®）：錠（100mg）、内容液8%（80mg/mL）。1日2回（初回：300mg/回、2〜3日目：400mg/回、4日目：500mg/回、5日目以降：600mg/回）経口投与する。

くすこれ❸ポイント！

❶ ATVならびにDRVでは、抗HIV薬による治療経験やダルナビル耐性関連変異の有無によって、投与方法が異なり煩雑であるため、誤投与に注意する。

❷ 副作用に悪心があり、妊娠悪阻の際に内服継続できるかがポイント。耐糖能異常、脂質異常症が出現することがある。

❸ 母子感染予防を目的に人工栄養哺育が推奨される。

胎児毒性

添付文書では、今回掲載の全ての薬剤が妊産婦への投与は「有益性投与」。FDAの旧カテゴリー分類（2015年6月に廃止）では、妊産婦への投与はB（「比較的安全」：ATV、rtv）またはC（「有益性投与」：DRV）であった。

Topics

GL2017では妊娠中の抗HIV薬としては「AZTを中心」としていたが、『HIV感染妊娠に関する診療ガイドライン』ではプロテアーゼ阻害薬またはインテグラーゼ阻害薬の併用が必要である、としていた。GL2020では妊娠中の抗HIV薬は「多剤併用療法（cART）が主流」となった。

（森川 守）

78. 一般名 インフルエンザ HA ワクチン

商品名：フルービック HA、インフルエンザ HA ワクチン「生研」「KMB」「第一三共」

注射　フルービック HA

注射　インフルエンザ HA ワクチン「生研」

- ●**薬価**：薬価基準適用外
- ●**使用方法**：皮下注射。
- ●**効果発現までの時間・作用時間**：接種後 2 週から効果発現し、5 カ月程度持続すると考えられている。
- ●**適応**：インフルエンザの予防。
- ●**禁忌**：明らかな発熱を呈している者（通常 37.5℃以上）、重篤な急性疾患にかかっていることが明らかな者、本剤の成分によってアナフィラキシーを呈したことがあることが明らかな者。
- ●**作用**：本剤の接種により、ヘムアグルチニンに対する抗体が産生され、インフルエンザウイルスの防御抗体として働くことで、インフルエンザの予防が期待される。
- ●**副作用**：アナフィラキシー、急性散在性脳脊髄炎、脳炎、ギラン・バレー症候群、痙攣、肝機能障害、喘息発作、血小板減少性紫斑病、血管炎、間質性肺炎、皮膚粘膜眼症候群、ネフローゼ症候群。

投与管理のポイント

- ●バイアル瓶から注射器に充填した後に、別の注射薬と取り違えないこと。またバイアルの残液を管理する作業（一度針を刺したものは、遮光して、10℃以下に凍結を避けて保存し、24 時間以内に使用）が必要である。なお、プレフィルドシリンジ 0.5mL の製品があるので、安全管理上の理由から採用されることが望ましい。
- ●接種前に予診票に記入してもらい、患者が自らの意思で接種を希望されていることを確認する。また、製造工程

においてウイルス増殖のため発育鶏卵を使用しているので、卵アレルギーが明確な場合（食べるとひどい蕁麻疹や発疹が出たり、口腔内がしびれる）は接種を避ける。

● 予防接種を受けたあと 30 分間程度は、医療機関で異常がないことを観察するか、医師とすぐに連絡をとれるように伝えること。アナフィラキシー反応が発現した場合の第一選択薬はアドレナリンである。

くすこれ ③ ポイント!

❶ 13 歳以上では、原則 1 回 0.5mL 皮下に注射する。なお、免疫抑制薬の長期投与を受けている者では効果が得られないことがある。

❷ 接種前の注意として、凍結を避け 10℃以下で保存し、冷蔵庫から取り出し、室温になってから液剤を泡立てないように 2〜3 回反転し、均等にしてから使用する。

❸ 接種後の注意として、接種当日は過激な運動は避け、接種部位を清潔に保つように指導する。

胎児毒性

小規模ながら、接種により先天異常の発生率は自然発生率より高くならないとする報告がある。

Topics 厚生労働省では、インフルエンザをはじめとした感染症の一般的予防方法、流行状況や予防接種の意義、有効性、副反応などに関する国民の疑問に的確に対応するための Q & A をホームページ上に掲載している。流行期前に一読しておくとよい。

（松田 秀雄）

79. 一般名 組換え沈降 B 型肝炎ワクチン

商品名：ビームゲン®、ヘプタバックス®-Ⅱ

注射　ビームゲン®　　　注射　ヘプタバックス®-Ⅱ

- **薬価**：妊娠中や産後のワクチン接種においては薬価基準適用外。ヘプタバックス®-Ⅱ…注射液（0.25mL）1 筒 2,216.00 円、ビームゲン®…注射液（0.5mL）1 瓶 2,424.00 円
- **使用方法**：10 歳以上は皮下注射または筋肉内注射。
- **効果発現までの時間・作用時間**：抗体が獲得されているか調べる場合は 3 回接種して 1〜2 カ月後とする。
- **適応**：B 型肝炎の予防、新生児の B 型肝炎母子感染の予防（生直後に抗 HBs 人免疫グロブリンとの併用）。
- **禁忌**：明らかな発熱を呈している者（通常 37.5℃以上）、重篤な急性疾患にかかっていることが明らかな者、本剤の成分によってアナフィラキシーを呈したことがあることが明らかな者。
- **作用**：あらかじめ B 型肝炎ワクチンを接種して能動免疫が獲得されていると、血中に迷入した B 型肝炎ウイルスは肝細胞に取り込まれる以前に血流中で中和され、肝炎の発症が防御される。
- **副作用**：アナフィラキシー、多発性硬化症、急性散在性脳脊髄炎、視神経炎、ギラン・バレー症候群、末梢神経障害。

投与管理のポイント

- B 型肝炎ワクチンは 3 回接種が基本。妊娠中は有益性投与であるため、接種スケジュール通りにできなかった場合も原則としてやり直しはしない。
- 予防接種を受けたあと 30 分間程度は、医療機関で異常がないことを観察するか、医師とすぐに連絡をとれるように伝えること。アナフィラキシー反応が発現した場合

の第一選択薬はアドレナリンである。

くすこれ ③ ポイント！

❶ B型肝炎の予防：4週間隔で2回、第1回目の接種から139日以上の間隔をおいて3回目を接種する。接種量は、10歳未満は1回0.25mL（皮下注のみ）、10歳以上は1回0.5mL（皮下注または筋注）である。接種間違いが多く報告されており、注意が必要。

❷ B型肝炎母子感染の予防：日本小児科学会が出している指針を確認する。公費接種ではなく、保険給付の取り扱いとなる。

❸ 凍結を避けて10℃以下で保存し、冷蔵庫から取り出して室温になってから必ず振り混ぜ、均等にして使用する。

胎児毒性

妊娠中の接種に関する安全性は確立していないので、妊婦または妊娠している可能性のある婦人には接種しないことを原則とし、予防接種上の有益性が危険性を上回ると判断される場合にのみ接種する。

Topics

妊娠前に1～2回の接種を開始しており、妊娠中に継続して接種してよいかとの問い合わせがまれに見受けられる。胎児毒性は通常ないので接種を完遂させる場合もあるであろう。妊婦の状況を鑑み相談に応じること。

（松田 秀雄）

80. 一般名 乾燥弱毒生風しんワクチン

商品名：乾燥弱毒生風しんワクチン「タケダ」

注射　乾燥弱毒生風しんワクチン「タケダ」

- **薬価**：薬価基準適用外
- **使用方法**：1人分の乾燥製剤を添付の注射用水 0.7mL で溶解し、その 0.5mL を 1 回皮下に注射。
- **効果発現までの時間・作用時間**：ワクチン接種 6〜8 週後には血中に抗体が出現する。
- **適応**：風疹の予防。
- **禁忌**：妊娠している者、明らかな発熱を呈している者（通常37.5℃以上）、重篤な急性疾患にかかっていることが明らかな者、本剤の成分によってアナフィラキシーを呈したことがあることが明らかな者。
- **作用**：風疹の予防。
- **副作用**：アナフィラキシー、血小板減少性紫斑病。

投与管理のポイント

- 副腎皮質ステロイド（プレドニゾロンなど）、免疫抑制薬（シクロスポリン、タクロリムス水和物、アザチオプリンなど）使用中の者には投与禁忌。
- 予防接種を受けた後 30 分間程度は、医療機関で異常がないことを観察するか、医師とすぐに連絡をとれるように伝えること。アナフィラキシー反応が発現した場合の第一選択薬はアドレナリンである。
- 妊娠可能な婦人においては、あらかじめ 1 カ月間避妊した後に接種すること。さらに接種後 2 カ月間は妊娠しないように説明すること。

くすこれ ③ ポイント!

❶ 副腎皮質ステロイドや免疫抑制薬使用中の者には投与禁忌。

❷ 輸血またはガンマグロブリン製剤の投与を受けた者は通常、３カ月以上間隔を置いて本剤を接種すること。

❸ 取り扱い上の注意として、遮光して5℃以下に保存（凍結保存可）。本剤の溶解は接種直前に行い、一度溶解したものは直ちに使用する。

乳汁移行

　風しんワクチンウイルスは母乳中に排出され、母乳で保育される乳児に抗体産生が認められているが、抗体価が低く免疫の付与には至らなかったと報告されている。授乳中の乳児に風疹の症状が現れることはないので、妊娠中の検査で抗体価が施設基準値以下であった場合は、出産後早期のワクチン接種が望まれる。

Topics

2020年10月1日より、風しんワクチン接種前後に不活化ワクチンを接種する間隔の規定が撤廃された。

(松田 秀雄)

81。一般名 乾燥弱毒生麻しんワクチン

商品名：**乾燥弱毒生麻しんワクチン「タケダ」**

注射 乾燥弱毒生麻しんワクチン「タケダ」

- **薬価**：薬価基準適用外
- **使用方法**：1人分の乾燥製剤を添付の注射用水 0.7mL で溶解し、その 0.5mL を 1 回皮下に注射。
- **効果発現までの時間・作用時間**：ワクチン接種 6〜8 週後には血中に抗体が出現する。
- **適応**：麻疹の予防。
- **禁忌**：妊娠している者、明らかな発熱を呈している者（通常 37.5℃以上）、重篤な急性疾患にかかっていることが明らかな者、本剤の成分によってアナフィラキシーを呈したことがあることが明らかな者。
- **作用**：麻疹の予防。
- **副作用**：アナフィラキシー、血小板減少性紫斑病、急性散在性脳脊髄炎、脳炎、痙攣。

投与管理のポイント

- 副腎皮質ステロイド薬（プレドニゾロンなど）、免疫抑制薬（シクロスポリン、タクロリムス水和物、アザチオプリンなど）使用中の者には投与禁忌。
- 予防接種を受けたあと 30 分間程度は、医療機関で異常がないことを観察するか、医師とすぐに連絡をとれるように伝えること。アナフィラキシー反応が発現した場合の第一選択薬はアドレナリンである。
- 妊娠可能な婦人においては、あらかじめ 1 カ月間避妊した後に接種すること。さらに接種後 2 カ月間は妊娠しないように説明すること。

くすこれ ③ ポイント！

❶ 副腎皮質ステロイド薬や免疫抑制薬使用中の者には投与禁忌。

❷ 輸血またはガンマグロブリン製剤の投与を受けた者は通常、3カ月以上間隔を置いて本剤を接種すること。

❸ 取り扱い上の注意として、遮光して5℃以下に保存（凍結保存可）。本剤の溶解は接種直前に行い、一度溶解したものは直ちに使用する。

胎児毒性 ....

　妊娠中は生ワクチンの接種はできない。生ワクチン接種後は約2カ月妊娠を避けたほうがよいとされるが、実際のところ、先天障害発生の報告はなく、接種2カ月以内に妊娠が発覚した場合でも中絶は不要と考えられている。生ワクチン接種を理由に中絶を勧めてはならない。

....

Topics　2020年10月1日より、麻しんワクチン接種前後に不活化ワクチンを接種する間隔の規定が撤廃された。

（松田　秀雄）

82. 一般名 乾燥弱毒生水痘ワクチン

商品名：**乾燥弱毒生水痘ワクチン「ビケン」**

注射　乾燥弱毒生水痘ワクチン「ビケン」

- **薬価**：薬価基準適用外
- **使用方法**：1 人分の乾燥製剤を添付の注射用水 0.7mL で溶解し、その 0.5mL を 1 回皮下に注射。
- **適応**：水痘の予防、帯状疱疹の予防。
- **禁忌**：妊娠している者、明らかな発熱を呈している者（通常 37.5℃以上を指す）、重篤な急性疾患にかかっていることが明らかな者、本剤の成分によってアナフィラキシーを呈したことがあることが明らかな者。
- **作用**：あらかじめ水痘ワクチンが接種されていると、液性および細胞性免疫が獲得され、ウイルスの増殖は阻害されて水痘の発症は防御される。
- **副作用**：アナフィラキシー、血小板減少性紫斑病。

投与管理のポイント

- 播種性の症状を呈するなどワクチンウイルスの感染を増強させる可能性があるので、免疫機能の低下を来している症例については専門家との相談が必要である。
- 予防接種を受けたあと 30 分間程度は、医療機関で異常がないことを観察するか、医師とすぐに連絡をとれるように伝えること。
- 本剤のウイルスは日光に弱く、速やかに不活化されるので、溶解の前後にかかわらず光が当たらないよう注意すること。

くすこれ ③ ポイント!

❶ 輸血またはガンマグロブリン製剤の投与を受けた者は通常、3カ月以上間隔を置いて本剤を接種すること。

❷ ワクチン接種歴のない感受性者の場合、1歳以上での水痘予防の目的では2回接種が原則である。麻しんや風しんワクチンとの同時接種も可能。妊娠可能な婦人においては、1カ月間避妊した後に接種する。さらに接種後2カ月間は妊娠しないように説明する。

❸ 遮光して5℃以下に保存（凍結保存可）。本剤の溶解は接種直前に行い、一度溶解したものは直ちに使用する。

胎児毒性

　妊娠中は生ワクチンの接種はできない。生ワクチン接種後は約2カ月妊娠を避けたほうがよいとされるが、実際のところ、先天障害発生の報告はなく、接種2カ月以内に妊娠が発覚した場合でも中絶は不要と考えられている。生ワクチン接種を理由に中絶を勧めてはならない。

Topics

　2014年に水痘ワクチン（2回接種）が定期接種化されたので、現小学校低学年以下はワクチンによる免疫があるが、それ以上の年代の者は水痘の罹患または任意でのワクチン接種済みと考えられる。両方の記録がないと申告した者に対しては、免疫の有無を確かめることなく産後に接種してよい。妊婦の水痘は重症化しやすい。出産前5日から出産後2日までに発症すると、出生した児も重症な水痘を発症する。また、妊娠20週までの妊婦が水痘に罹患した場合、約2％の児が先天性水痘症候群を発症する。免疫を持たないと思っている妊婦に対しては、水痘発症者および帯状疱疹発症者から感染しないように説明し、注意を促す。

（松田　秀雄）

1. 一般名 **オキシトシン**

商品名：**アトニン®-O、オキシトシン**

点滴 アトニン®-O

点滴 オキシトシン

- **薬価**：アトニン®-O…注射液（1単位）1管 97.00円、（5単位）1管 155.00円、オキシトシン「F」…注射液（5単位）1管 122.00円
- **使用方法**：点滴静注、静注（弛緩出血および胎盤娩出前後）、筋注（帝王切開時）。分娩誘発ないし微弱陣痛の場合は5単位を5%糖液、リンゲル液あるいは生理食塩液 500mL に溶解（10ミリ単位/mL）し、6～12mL/時で開始、30分以上経て6～12mL/時で増量、最大投与量 120mL/時。
- **適応**：陣痛誘発、陣痛促進や弛緩出血など。
- **禁忌**：前置胎盤、児頭骨盤不均衡、重度胎児機能不全、過強陣痛、プロスタグランジン製剤投与中の患者。
- **配合禁忌**：なし。
- **作用**：子宮平滑筋のオキシトシン受容体に作用し、細胞外から細胞内へ Ca イオンの流入を促進することで子宮筋の収縮を起こす。
- **副作用**：過強陣痛、子宮破裂、頸管裂傷、羊水塞栓症、胎児機能不全。子宮頻収縮（5回/10分以上）や胎児機能不全（レベル3以上）の場合は減量や中止を検討する。

投与管理のポイント

- 子宮収縮薬の利点は、適切に使用すれば妊産婦にも児にも利益が得られることである。しかしながら、頻収縮に伴って胎児機能不全、子宮破裂や高血圧などの副作用を引き起こす可能性があるため、低濃度から投与を開始し有害事象の発症の有無に常に注意を向ける必要がある。

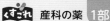

- 特に、投与量を増加する場合にはその判断が適切か否かを常に検討する必要がある。医師の判断に委ねるのではなく、有害事象を疑った場合は速やかに自らの判断で減量や中止なども行う姿勢が大切である。
- 胎児機能不全や過強陣痛に注意が必要。使用に際して文書による同意を得る。『産婦人科診療ガイドライン：産科編2020』に則って使用する。バイタルサイン（血圧と脈拍）は2時間を目安に計測する。分娩監視装置を連続装着し、胎児心拍数陣痛図を持続的に記録する。

くすこれ❸ポイント!

1. オキシトシンは一般的に用いられている子宮収縮薬で、適切に使用すれば無事な分娩となる有用な薬剤。ただし、有害事象として高血圧と子宮破裂の可能性が記載されているため、バイタルサインを定期的にチェックする。変調を来した場合は間隔を狭めて測定する。
2. 子宮頻収縮の場合には、減量や中止を積極的に検討する。
3. 胎児機能不全に常に留意する必要があり、胎児心拍数陣痛図は可能な限り連続的に記録する。

胎児毒性
なし。

（中田 雅彦）

2. 一般名 ジノプロスト（PGF$_{2\alpha}$）

商品名：**プロスタルモン®・F、ジノプロスト**

  点滴 プロスタルモン®・F

  点滴 ジノプロスト

- **薬価：**プロスタルモン®・F…注射液（1,000）1管 582.00 円、（2,000）1管 1,194.00 円、ジノプロスト…注射液（1,000 μg）1管 253.00 円、（2,000μg）1管 519.00 円

- **使用方法：**分娩誘発ないし微弱陣痛の場合は 3,000μg を 5% 糖液、リンゲル液あるいは生理食塩液 500mL に溶解（6μg/mL）→ 15〜30mL/時で開始、30 分以上経て 15〜30mL/時で増量、最大投与量 250mL/時。

- **適応：**陣痛誘発、陣痛促進など。

- **禁忌：**喘息（気管支収縮の可能性）。

- **配合禁忌：**なし。

- **作用：**プロスタグランジンが子宮筋を収縮させる詳細な作用機序は不明。

- **副作用：**過強陣痛、胎児機能不全、子宮破裂、高血圧、心室細動・心停止・ショック、呼吸困難、腸管蠕動運動亢進。子宮頻収縮（5 回/10 分以上）や胎児機能不全（レベル 3 以上）の場合は減量や中止を検討する。

投与管理のポイント

- 子宮収縮薬の利点は、適切に使用すれば妊産婦にも児にも利益が得られることである。しかしながら、頻収縮に伴う胎児機能不全、子宮破裂や高血圧などの副作用を引き起こす可能性があるため、低濃度から投与を開始し、有害事象の発症の有無に常に注意を向ける必要がある。

- 特に、投与量を増加する場合にはその判断が適切か否かを常に検討する必要がある。医師の判断に委ねるのではなく、有害事象を疑った場合は速やかに自らの判断で減

量や中止なども行う姿勢が大切である。
- 胎児機能不全や過強陣痛に注意が必要。使用に際して文書による同意を得る。『産婦人科診療ガイドライン：産科編 2020』に則って使用する。バイタルサイン（血圧と脈拍）は 2 時間を目安に計測する。分娩監視装置を連続装着し、胎児心拍数陣痛図を持続的に記録する。

くすこれ 3 ポイント!

1. ジノプロストは一般的に用いられている子宮収縮薬で、適切に使用すれば無事な分娩となる有用な薬剤。ただし、有害事象として高血圧と子宮破裂の可能性が記載されているため、バイタルサインを定期的にチェックする。変調を来した場合は間隔を狭めて測定する。
2. 子宮頻収縮の場合には、減量や中止を積極的に検討する。
3. 胎児機能不全に常に留意する必要があり、胎児心拍数陣痛図は可能な限り連続的に記録する。

胎児毒性 ⋯⋯⋯⋯⋯⋯⋯⋯⋯⋯⋯⋯⋯⋯⋯⋯⋯⋯⋯⋯⋯⋯⋯⋯
なし。

⋯⋯⋯⋯⋯⋯⋯⋯⋯⋯⋯⋯⋯⋯⋯⋯⋯⋯⋯⋯⋯⋯⋯⋯⋯⋯⋯⋯⋯⋯

（中田 雅彦）

3. 一般名 ジノプロストン (PGE$_2$)

商品名：**プロスタグランジン E$_2$**

内服　プロスタグランジン E$_2$

- ●**薬価**：プロスタグランジン E$_2$…錠剤（0.5mg）268.30 円
- ●**使用方法**：1 回 1 錠を 1 時間ごとに 6 回、1 日総量 6 錠を 1 クールとして経口投与。錠剤の内服は点滴静注と比べて血中濃度の調節が難しい。そのため、子宮頻収縮（5 回 /10 分以上）や胎児機能不全（レベル 3 以上）の場合、以後は投与しない。本剤から他の子宮収縮薬に切り換える場合、必ず 1 時間の経過をみる。
- ●**適応**：陣痛誘発、陣痛促進。
- ●**禁忌**：前置胎盤、児頭骨盤不均衡、過強陣痛、胎児機能不全、帝王切開または子宮切開などの既往、オキシトシン・ジノプロスト投与中の患者。
- ●**配合禁忌**：なし。
- ●**作用**：プロスタグランジンが子宮筋を収縮させる詳細な作用機序は不明。
- ●**副作用**：過強陣痛、胎児機能不全徴候、子宮破裂、高血圧、悪心・嘔吐、顔面紅潮。

投与管理のポイント

- ●子宮収縮薬の利点は、適切に使用すれば妊産婦にも児にも利益が得られることである。しかしながら、頻収縮に伴う胎児機能不全、子宮破裂や高血圧などの副作用を引き起こす可能性があるため、服薬を開始した場合は、有害事象の発症の有無に常に注意を向ける必要がある。
- ●特に、投与量を増加する場合にはその判断が適切か否かを常に検討する必要がある。医師の判断に委ねるのではなく、有害事象を疑った場合は速やかに自らの判断で中

も行う姿勢が大切である。

機能不全や過強陣痛に注意が必要。使用に際して文
による同意を得る。『産婦人科診療ガイドライン：産科
2020』に則って使用する。バイタルサイン（血圧と
脈拍）は2時間を目安に計測する。分娩監視装置を連続
装着し、胎児心拍数陣痛図を持続的に記録する。

くすこれ ③ ポイント！

❶ ジノプロストンは一般的に用いられている子宮収縮
薬で、適切に使用すれば無事な分娩となる有用な薬
剤であるが、内服薬のため濃度や効果の調節が難し
い。バイタルサインを定期的にチェックする。変調
を来した場合は間隔を狭めて測定する。

❷ 胎児機能不全や子宮頻収縮の場合には、これ以上の
投与は行わない。

❸ 胎児機能不全に常に留意する必要があり、胎児心拍
数陣痛図は可能な限り連続的に記録する。

胎児毒性・・・
　なし。
・・

（中田 雅彦）

第2章 分娩時 ❶ 分娩誘発、子宮収縮促進

4. 一般名 ゲメプロスト

商品名：**プレグランディン®**

その他 プレグランディン®腟坐剤

- **薬価：** プレグランディン®…腟坐剤（1mg）4,047.00 円
- **使用方法：** 1 回 1 個を 3 時間ごとに後腟円蓋部に挿入、1 日最大 5 個まで。効果が得られない場合は翌日以降に投与。
- **適応：** 妊娠中期における治療的流産で使用。母体保護法指定医による取り扱いが必要。
- **禁忌：** 前置胎盤、骨盤内感染による発熱。
- **配合禁忌：** なし。
- **作用：** プロスタグランジンが子宮筋を収縮させる詳細な作用機序は不明。
- **副作用：** 悪心・嘔吐、下痢、発熱、子宮破裂、子宮頸管裂傷。

投与管理のポイント

- ゲメプロストは強力な子宮収縮作用を起こす薬剤であり、腟剤という手軽な使用方法のため、その取り扱いは厳格化されており、母体保護法指定医による取り扱いが必要である。人工妊娠中絶ではなく胎児死亡の場合でも指定医による取り扱いが求められる。
- 使用ごとに保管場所から取り出して投与し、決して患者の周囲に放置しないように管理する。

くすこれ3ポイント!

1. 妊娠中期の治療的流産、中期中絶で一般的に用いられている子宮収縮薬。
2. まれに子宮破裂、子宮頸管裂傷や出血を合併するため、十分な観察が必要。
3. 冷所保存し、使用直前に取り出す必要がある。

胎児毒性
なし。

(中田 雅彦)

5. 一般名 メチルエルゴメトリンマレイン酸塩

商品名：**メチルエルゴメトリン、メチルエルゴメトリンマレイン酸塩「F」、パルタン M**

内服 メチルエルゴメトリンマレイン酸塩錠「F」

注射 メチルエルゴメトリンマレイン酸塩注「F」

- **薬価：**メチルエルゴメトリンマレイン酸塩「F」…錠剤 (0.125mg) 9.80 円、注射液（0.2mg）1 管 59.00 円
- **使用方法：**産後の内服薬として、錠剤 1 回 1〜2 錠を 1 日 2〜4 回経口投与。子宮収縮を積極的に図る場合は静脈内注射もしくは皮下、筋肉内注射で投与する。
- **適応：**胎盤娩出後、弛緩出血の際に子宮収縮の促進や子宮出血の予防目的で使用。流産・人工妊娠中絶術後にも使用。
- **禁忌：**妊婦、児頭娩出前、重篤な虚血性心疾患またはその既往、敗血症。
- **配合禁忌：**なし。
- **作用：**子宮平滑筋に選択的に作用して子宮を持続的に収縮させる。
- **副作用：**冠動脈の攣縮により狭心症や心筋梗塞が誘発されることがあるので、胸痛には注意が必要。血圧上昇の可能性があるので妊娠高血圧症候群では投与は慎重に。

投与管理のポイント

- 強力な子宮収縮薬なので、児が娩出される前に使用しないように注意する。以前は、分娩直後の子宮復古の促進のためルーチンで使用されていたが、狭心症や心筋梗塞の誘発の可能性があるので、使用を控える施設も多い。
- 妊娠高血圧症候群の場合に使用すると高血圧を重症化させる可能性があるので、慎重に投与する。

●後陣痛がひどいようであれば、産後の内服は控えること
を検討する。

くすこれ ③ ポイント!

❶ 子宮収縮薬としては最強といってもよい。ただし、
血圧上昇などの可能性があるのでバイタルサインに
は注意。

❷ "気管支喘息には使用できない"という説は根拠がな
く、真実ではない。

❸ 児が娩出される前に使用しないように注意する。

胎児毒性・・
　子宮内に胎児がいる状態では絶対に使用しないこと。
・・

（中田 雅彦）

第2章 分娩時

❶ 分娩誘発、子宮収縮促進

6. 一般名 トラネキサム酸

商品名：トランサミン®、トラネキサム酸「日新」「テバ」「NP」

点滴　トランサミン®

点滴　トラネキサム酸「日新」

- **薬価**：トランサミン®…注射液（5% 5mL）1 管 65.00 円、（10% 2.5mL）1 管 65.00 円、トラネキサム酸注「日新」…注射液（5% 5mL）1 管 59.00 円、（10% 10mL）1 管 69.00 円
- **使用方法**：トランサミン®注 1g を 10 分間かけてゆっくり静注、または生理食塩液などの等張液で点滴静注。30 分経過後に出血評価し、その時点でも止血不良なら同量を再投与。
- **作用時間**：健康成人に単回静脈投与した場合、最高血中濃度到達時間（Tmax）は 0.5 時間、血中濃度半減期（T1/2）は 1.9 時間で、24 時間以内に 80〜90％が腎臓から尿中排泄される。
- **適応**：分娩時異常出血（経腟分娩 1L 以上、帝王切開 2L 以上）、ショックインデックス（SI）≧ 1、大量出血による凝固障害。
- **禁忌**：トロンビン投与中の患者、トラネキサム酸成分に対し過敏症の既往がある患者。
- **併用禁忌**：トロンビン（血栓形成傾向が増大する恐れがある）。
- **作用**：抗プラスミン作用、止血作用、抗アレルギー・抗炎症作用。
- **副作用**：ショック、痙攣、過敏症（搔痒感、発疹など）、消化器症状（悪心・嘔吐、食欲不振、下痢）、眼症状（一過性の色覚異常）、眠気、頭痛。

投与管理のポイント

- プラスミノゲンがプラスミンへ変換するのを阻害するとともに、それらがフィブリンに結合するのを阻止して（抗プラスミン作用）、線溶系を阻害する（止血作用）。また、プラスミンから産生される血管透過性亢進や炎症性病変の原因となるキニンやその活性ペプチドなどの産生を抑

制するため抗アレルギー・抗炎症効果もある。

●『産科危機的出血への対応指針2017』では、2016年改訂版から産科異常出血と判断された場合にはオキシトシンとともに投与することが標準化されている[1]。異常出血を認めた場合、1gを10分間かけてゆっくり静注または生理食塩液などの等張液で点滴静注する。血栓症の発症リスクも上昇するため、1回投与したら30分後に再評価の上、再投与するか検討し、過剰投与には注意する。

●ショックや痙攣などの重大な副作用も報告されており、患者の基礎合併症や妊娠合併症を把握し、投与中および投与後は慎重に観察する。また、臥床状態にある場合や圧迫止血の処置を受けている場合には、離床時や圧迫解除時の静脈血栓にも注意する。

くすこれ ③ ポイント!

❶ トラネキサム酸は抗プラスミン作用により血栓の分解・線溶を阻害して止血作用を示し、治療抵抗性の弛緩出血に有効である。

❷ 異常出血時には、トランサミン®注1gをゆっくり静注または等張液で点滴静注する。30分後の出血評価で効果不良なら同量を再投与する。

❸ 急速投与などによる副作用に注意する。重大な副作用として、痙攣やショックの報告もある。

胎児毒性・乳汁移行

トラネキサム酸は胎盤を通過し、母体血中濃度と臍帯血管内濃度はほとんど等しい。乳汁の濃度は血清中のピーク時の約1/100であり、乳児の抗線溶効果はほとんどない。

（平井 千裕）

7。一般名 乾燥人フィブリノゲン

商品名：**フィブリノゲン HT「JB」**

点滴　フィブリノゲン HT「JB」

- ●**薬価**：フィブリノゲンHT静注用「JB」… 注射液1瓶 25,681.00円
- ●**使用方法**：注射用水に溶解し、静脈内に注入（詳細は投与管理のポイント参照）。
- ●**適応**：先天性低フィブリノゲン血症の出血傾向。産科危機的出血、バイタルサイン異常（乏尿、末梢循環不全）、SI ≧ 1.5、産科 DIC スコア ≧ 8 点、低フィブリノゲン血症、大量出血による凝固障害は適応外使用。
- ●**禁忌**：明らかな血栓症や心筋梗塞の患者。
- ●**作用**：血小板凝集作用。
- ●**副作用**：アナフィラキシーショック、血栓塞栓症、悪寒、発熱。

投与管理のポイント

- ●フィブリノゲンは凝固反応の最終的な基質であるとともに、血小板凝集に必須の蛋白である。
- ●乾燥人フィブリノゲン製剤はヒト血漿から作られた製剤であり、使用する際には感染の可能性や治療の必要性を十分に説明する。また、特定生物由来製品のため、投与した場合には医薬品名（商品名）、製造番号（ロット番号）、投与日、投与を受けた患者の住所、氏名を記録して、少なくとも 20 年間の保存が必要となる。
- ●異常出血の際には、速やかな凝固因子補充が必要となる。しかし、FFP の大量投与では、循環系過剰負荷やナトリウム負荷に注意しなければならない。乾燥人フィブリノゲン製剤は、保険適用外での凝固因子製剤使用となるが、3g（1g を 50mL の溶解液で溶かすため、計 150mL）

でFFP-LR 12〜15単位に相当するフィブリノゲン量を投与することができ、少量輸液で速やかに凝固補充ができる上、この負荷を軽減することができる。

● 使用する際には、溶解に一定時間を要する。異常出血の場合には、その間の止血対応手順やバイタルサイン管理に精通しておく必要がある。また、輸注速度が速すぎると、チアノーゼ、心悸亢進または血管内凝固による血栓塞栓を起こす恐れがあるため、ゆっくり注入する。

くすこれ ③ ポイント!

❶ フィブリノゲンは肝臓で産生され血小板凝集に必須の蛋白である。乾燥人フィブリノゲンは、ヒト血漿から作られた特定生物由来製品（血漿分画製剤）であるため、使用には必ず記録・保存が必要となる。

❷ 異常出血時には、保険適用外で使用することとなるが、フィブリノゲン製剤3g（計150mL）の少量輸液で速やかに凝固補充ができる。

❸ フィブリノゲン製剤を使用する場合、溶解する際の手間と時間がかかるため、その間の異常出血に対する止血対応やバイタルサイン管理に精通しておく。

胎児毒性

妊婦、産婦、授乳婦への投与は、有益性が危険性を上回ると判断される場合に行う。特にパルボウイルスB19感染では胎児死亡、胎児水腫、流産の危険性がある。

（平井 千裕）

硫酸マグネシウム・ブドウ糖配合

8. 一般名

商品名：**マグセント®、マグネゾール®**

点滴 マグセント®

点滴 マグセント®シリンジ

- **薬価：**マグセント®…注射液1瓶 2,454.00円、注射液（シリンジ）1筒 1,811.00円
- **使用方法：**初回量として、40mL（硫酸マグネシウム水和物として4g）を20分以上かけて静脈内投与した後、毎時10mL（1g）より持続静脈内投与を行う。症状に応じて毎時5mL（0.5g）ずつ増量し、最大投与量は毎時20mL（2g）までとする。初回量投与を除いて、持続注入ポンプを用いる。
- **作用時間：**重症妊娠高血圧症候群および子癇患者に、初回量6gを15分かけて投与＋2g/時持続静注したところ、最高血中濃度到達時間は約1時間で、最高血中濃度は1.96 ± 0.27mmol/L（4.7 ± 0.6mg/dL）だった。
- **適応：**切迫早産、子癇。
- **禁忌：**重症筋無力症、心ブロックの既往、低張性脱水症。
- **併用注意：**スルファミン剤（スルフヘモグロビン血症）、ツボクラリンなど競合性神経筋遮断薬（作用持続時間の延長）、脱分極性（サクシニルコリンなど）筋弛緩薬、リトドリン塩酸塩（①CK上昇、悪心・嘔吐、心室頻拍など、②呼吸抑制作用、③心筋虚血の発生増加）、カルシウム（Ca）拮抗薬（ニフェジピン；高度の低血圧および神経伝達遮断増大）、Ca製剤（マグネシウム［Mg］作用減弱）、バルビツレート、催眠薬、麻酔薬（呼吸抑制作用増強）、アミノグリコシド系抗菌薬（①神経筋遮断作用増強、②Mg投与母体から出生した新生児において、併用により呼吸停止を来した報告あり）。
- **作用：**中枢神経抑制作用、骨格筋弛緩作用。

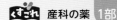

- ●**副作用**：倦怠感、熱感、呼吸困難、悪心・嘔吐、頭痛、動悸など。
- ●**重大な副作用**：Mg 中毒、心停止、横紋筋融解症、肺水腫、イレウス。

投与管理のポイント

- ●筋肉や神経細胞では、ニューロンの興奮で放出された神経伝達物質（アセチルコリン）により、Ca チャネルを介して細胞質内に Ca イオン濃度が上昇すると筋収縮や神経伝達が起きる。Mg は、Ca ポンプを介して細胞内に上昇した Ca イオンを低下させることで神経や筋肉の興奮を抑制する。
- ●眼瞼下垂、膝蓋腱反射の消失、筋緊張低下、心電図異常（房室ブロック、伝導障害）、呼吸数低下、呼吸困難などの異常を認める場合は、Mg 中毒を疑い直ちに投与を中止。

くすこれ ❸ ポイント！

❶ 中枢神経抑制作用により、子癇発症の抑制および治療を行うことができる。

❷ 初回に Mg 血中濃度を上げた後に持続投与に切り替える。初回量投与の場合を除いて、持続注入ポンプを用いて投与する。

❸ Mg 中毒などの重大な副作用があるため、慎重な観察を行う。

胎児毒性・乳汁移行

Mg イオンは容易に胎盤を通過する。妊娠中の投与により、胎児に胎動低下が、新生児に心不全、高カリウム血症、低 Ca 血症が現れることがある。分娩前 24 時間以内に投与した場合は、新生児に呼吸障害、筋緊張低下、腸管麻痺などの高 Mg 血症を引き起こす場合があるので、生後から 24 時間まで、もしくは 48 時間までの間は監視を行う。また、投与中止後 24 時間は乳汁中の Mg 濃度が増大することがあるので注意する。

（平井 千裕）

9. 一般名 ジアゼパム

商品名：**セルシン®、ホリゾン®**

点滴 セルシン®

点滴 ホリゾン®

- **薬価**：セルシン®…注射液（5mg）1 管 61.00 円、（10mg）1 管 85.00 円、ホリゾン®…注射液（10mg）1 管 85.00 円

- **使用方法**：子癇ではアンプルを用いる。初回 2mL（ジアゼパムとして 10mg）を静脈内、やむを得ない場合は筋肉内にできるだけ緩徐に注射する。以後、必要に応じて 3〜4 時間ごとに注射する。静脈内に注射する場合はなるべく太い静脈を選び、できるだけ緩徐に（2 分間以上の時間をかけて）注射する。以後、必要な鎮静が得られるまで 3〜4 時間ごとに繰り返し注射する。

- **作用時間**：最高血中濃度到達時間（Tmax）は 1 時間、血中濃度半減期（T1/2）は 57 時間。

- **適応**：分娩時てんかん様重積状態における痙攣の抑制。

- **禁忌**：急性閉塞隅角緑内障、重症筋無力症、ショック、昏睡、バイタルサインの悪い急性アルコール中毒、リトナビル（HIV プロテアーゼ阻害薬）投与中。

- **作用**：筋弛緩作用、抗痙攣作用、催眠増強作用、精神安定化作用。

- **副作用**：薬物依存、痙攣発作、せん妄、振戦、不眠、不安、幻覚、妄想、離脱症状、舌根沈下。

投与管理のポイント

- ジアゼパムが脳内のベンゾジアゼピン受容体に作用し、神経の脱分極を促すことで興奮を抑制する（抗痙攣作用）。また、脊髄反射を抑制することにより中枢性筋弛緩作用を示す。しかし、母体死亡や痙攣再発予防には硫酸マグネシウム（MgSO₄）のほうが優れているとの報告も多く、難治性痙攣や痙攣重積時に使用する。

●子癇には、妊娠高血圧腎症などにより高頻度に HELLP 症候群や凝固障害を合併している。循環動態（循環性ショック）や呼吸状態（舌根沈下による上気道閉塞、呼吸抑制）などに注意観察しながら、凝固を含めた血液検査および分娩前なら胎児 well-being 評価を行う。妊娠中の場合、母体の状態が安定した後は、適切な分娩方法・分娩時期を検討し、早期娩出を図る。

くすこれ ③ ポイント!

❶ 難治性痙攣や痙攣重積時には、ジアゼパムを用いて速やかに痙攣を抑制する。痙攣再発予防の場合、硫酸マグネシウム（MgSO₄）も併用して投与する。

❷ 急速静脈内注射や細い静脈内注射では血栓性静脈炎を起こす恐れがあり、できるだけ初回はゆっくり緩徐に投与する。

❸ 子癇は高頻度に HELLP 症候群や凝固障害を合併しているため、状態観察とともに血液検査なども行い、妊娠中の場合には分娩のタイミングを検討する。

胎児毒性・乳汁移行

　妊娠初期では、奇形を有する児などの障害児を出産した例が対照群と比較して有意に多いため、有益性投与とする。妊娠末期〜分娩時では、新生児に離脱症状や新生児仮死、黄疸増強を起こすことがあるため、有益性投与とする。分娩時使用では、新生児が鎮静状態（sleeping baby）となる場合もある。授乳婦では、乳汁移行性があり、新生児に嗜眠、体重減少などを起こす可能性がある。やむを得ず投与する場合は授乳を避ける。

（平井 千裕）

10. 一般名 アスピリン

商品名：バイアスピリン®、アスピリン腸溶錠「JG」「ZE」
「トーワ」「日医工」「ファイザー」

内服　バイアスピリン®

- **薬価**：バイアスピリン®…錠剤（100mg）5.70 円
- **使用方法**：1 日 1 回 1 錠を内服。
- **効果発現までの時間・作用時間**：半減期は 0.4 時間と短いが抗血小板作用は不可逆的であるため、血小板の寿命である 7〜10 日ほどは抗血小板としての作用は持続する。そのため分娩や帝王切開術までに 10 日以上投与中止期間を設ける必要がある。
- **適応**：関節リウマチ・関節痛・筋肉痛・月経痛など、急性上気道炎の解熱・鎮痛、川崎病。抗リン脂質抗体症候群合併妊娠、習慣性流産や不育症、妊娠高血圧腎症の発症予防、本態性血小板血症合併妊娠などは適応外使用。
- **禁忌**：サリチル酸系薬過敏症、消化管潰瘍、出血傾向の患者、アスピリン喘息、出産予定日 12 週以内の妊婦、低出生体重児、新生児、乳児。
- **併用禁忌**：禁忌ではないが、抗凝固薬・血小板凝集抑制薬・血栓溶解薬・選択的セロトニン再取込み阻害薬（SSRI）・糖尿病用薬・バルプロ酸ナトリウムなどの作用を増強する。
- **作用**：作用機序は血小板シクロオキシゲナーゼの阻害による。
- **副作用**：出血、喘息発作誘発、出血など。

投与管理のポイント

- 通常量だと NSAIDs として働き、抗血小板作用は有さない。そのため、上記の適応で血栓の予防として使用する際は必ず 1 日 1 回のみの低用量での投与が必要である。
- アスピリン単剤のみの血栓予防では重篤な副作用が発症することは少ないが、消化管出血や頭部受傷後に脳神経

症状がある場合は投与を中止し、精査加療を要する。バイアスピリンの単剤では緊急帝王切開や無痛分娩時の脊椎くも膜下麻酔には影響はないとされる。

- アスピリン喘息が分かっている患者には禁忌であるが、通常の気管支喘息と診断されている中にもアスピリン喘息が混在していることがある。そのため、本剤を投与したのちに喘息発作がある場合には投与を中止する。

くすこれ ③ ポイント!

① 通常量では消炎鎮痛薬であり、低用量だと抗血小板作用となる。

② 通常だと問題とならないような軽微な受傷でも出血が重篤化したり続いたりすることがある。

③ アスピリン喘息既往やインフルエンザが疑われる際には使用しない。

胎児毒性

妊娠中のアスピリン服用と先天異常児出産の因果関係は否定的であるが、長期連用した場合は、母体の貧血、産前・産後の出血、分娩時間の延長、難産、死産、新生児の体重減少・死亡などの危険が高くなる恐れを否定できないとの報告[1]がある。

（竹田 純）

11. アスピリン・ダイアルミネート配合
一般名

商品名：バファリン®（A81）、バファリン®（A330）、アスファネート®、ニトギス®、バッサミン®、ファモター®

内服 バファリン®配合錠 A81

- **薬価**：バファリン®配合錠 A81…錠剤（81mg）5.70 円、バファリン®配合錠 A330…錠剤（330mg）5.80 円
- **使用方法**：1 日 1 回 1 錠を内服する。
- **効果発現までの時間・作用時間**：半減期は 0.4 時間と短いが抗血小板作用は不可逆的であるため、血小板の寿命である 7～10 日ほどは抗血小板としての作用は持続する。そのため分娩や帝王切開術などの予定がある場合は 10 日以上投与中止期間を設ける必要がある。
- **適応**：狭心症・心筋梗塞・虚血性脳血管障害における血栓・塞栓形成抑制、川崎病。抗リン脂質抗体症候群合併妊娠、習慣性流産や不育症、妊娠高血圧腎症の発症予防、本態性血小板血症合併妊娠などは適応外使用。
- **禁忌**：サリチル酸系薬過敏症、消化管潰瘍、出血傾向の患者、アスピリン喘息、出産予定日 12 週以内の妊婦、低出生体重児、新生児、乳児。
- **併用禁忌**：禁忌ではないが、抗凝固薬・血小板凝集抑制薬・血栓溶解薬・選択的セロトニン再取込み阻害薬（SSRI）・糖尿病用薬・バルプロ酸ナトリウムなどの作用を増強する。
- **作用**：作用機序は血小板シクロオキシゲナーゼの阻害による。
- **副作用**：出血、喘息発作誘発、出血など。

投与管理のポイント

- 通常量だと NSAIDs として働き、抗血小板作用は有さない。そのため、上記の適応で血栓の予防として使用する

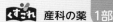

際は必ず1日1回のみの低用量での投与が必要である。

- アスピリン単剤のみの血栓予防では重篤な副作用が発症することは少ないが、消化管出血や頭部受傷後に脳神経症状がある場合は投与を中止し、精査加療を要する。
- アスピリン喘息が分かっている患者には禁忌であるが、通常の気管支喘息と診断されている中にもアスピリン喘息が混在していることがある。そのため、本剤を投与したのちに喘息発作がある場合には投与を中止する。

くすこれ ③ ポイント!

1. 通常量では消炎鎮痛薬であり、低用量だと抗血小板作用となる。
2. 通常だと問題とならないような軽微な受傷でも出血が重篤化したり続いたりすることがある。
3. アスピリン喘息既往やインフルエンザが疑われる際には使用しない。

胎児毒性・乳汁移行

妊娠中のアスピリン服用と先天異常児出産の因果関係は否定的であるが、長期連用した場合は、母体の貧血、産前・産後の出血、分娩時間の延長、難産、死産、新生児の体重減少・死亡などの危険が高くなる恐れを否定できないとの報告[1]がある。

(竹田 純)

12. 一般名 ヘパリンナトリウム

商品名：ヘパリンナトリウム「AY」「ニプロ」ほか、ヘパリン Na「ニプロ」「モチダ」、ヘパリン Na ロック「SN」「オーツカ」「テバ」

注射　点滴　ヘパリンナトリウム「AY」

- **薬価**：ヘパリンナトリウム注「AY」…（5 千単位 /5mL）1 管 141.00 円、（1 万単位 /10mL）1 瓶 340.00 円、ヘパリンナトリウム注「ニプロ」…（1 万単位 /10mL）1 瓶 365.00 円

- **使用方法**：血栓治療の際には活性化部分トロンボプラスチン時間（APTT）で用量を調節しながら持続点滴による投与を行う。血栓予防の際には低用量投与と用量調節による投与があり、低用量の際には 5 千単位を 1 日 2 回皮下注射し、用量調節の際には APTT で用量を調節しながら 5 千単位 /回を必要回皮下注射する。また分娩後ワルファリンカリウム投与が必要な患者において、ワルファリンカリウムの血中濃度が安定するまでの間、持続点滴による投与を行う。

- **効果発現までの時間・作用時間**：半減期は約 40 分であり、他の薬剤と比べ比較的早期に効果が減弱する。またプロタミン硫酸塩での中和が可能である。硬膜外カテーテルが挿入されている場合には少なくとも抗凝固薬投与から 4 時間空けてからカテーテル抜去を行い、抜去後に次の抗凝固薬を投与する場合も 1 時間空ける必要がある。

- **適応**：汎発性血管内血液凝固症候群、体外循環装置使用時の血液凝固防止、血栓塞栓症の治療および予防など。抗リン脂質抗体症候群合併妊娠、本態性血小板血症合併妊娠は適応外使用。

- **禁忌**：出血している患者、手術または外傷から日の浅い患者、ヘパリン起因性血小板減少症（HIT）の既往症。

- **併用禁忌**：特にないが他の抗凝固薬・抗血小板薬・血栓溶解薬の作用を増強する可能性がある。
- **作用**：作用機序は AT Ⅲ と結合し、血液凝固因子Ⅱa、Ⅶa、Ⅸa、Ⅹa、Ⅺa、Ⅻa の活性を阻害する。
- **副作用**：出血、血小板減少、HIT などに伴う血小板減少・血栓症。

投与管理のポイント

- 低用量による血栓の予防には皮下注射で１万単位／日の投与を行う。自己注射の場合は 12 時間ごとに１日２回（１回５千単位）の皮下注射を行う。用量調節が必要な血栓予防や治療の際には APTT が２倍程度になるようにモニタリングを行い、ヘパリンの量を調節するようにする。
- 自己注射の手技指導のために、初回の導入の際は１泊や２泊の入院で手技獲得の有無を確認する必要がある。
- ヘパリン導入１週間ごろにはヘパリン起因血小板減少症の可能性があるため、採血による血小板数の確認が必須である。

くすこれ ③ ポイント!

1. 静脈血栓の予防と治療に使う薬で用量調整が必要である。
2. 妊娠中に使用可能な抗凝固薬のため、必要な患者には自己注射の指導が必要である。
3. HIT に注意する。

胎児毒性

なし。

（竹田　純）

第**2**章　分娩時　④血栓塞栓症

177

13. 一般名 ヘパリンカルシウム

商品名：ヘパリンカルシウム「モチダ」「AY」、ヘパリン Ca「サワイ」

点滴 ヘパリンカルシウム「モチダ」

- ●**薬価：**ヘパリンカルシウム「モチダ」…皮下注（5千単位/シリンジ）0.2mL 319.00円、ヘパリン Ca「サワイ」…皮下注（1万単位）1瓶 391.00円、（2万単位）1瓶 577.00円

- ●**使用方法：**血栓治療の際には活性化部分トロンボプラスチン時間（APTT）で用量を調節しながら持続点滴による投与を行う。血栓予防の際には低用量投与と用量調節による投与があり、低用量の際には5千単位を1日2回皮下注射し、用量調節の際にはAPTTで用量を調節しながら5千単位／回を必要回皮下注射する。また分娩後ワルファリンカリウム投与が必要な患者において、ワルファリンカリウムの血中濃度が安定するまでの間、持続点滴による投与を行う。

- ●**効果発現までの時間・作用時間：**半減期は約40分であり、他の薬剤と比べ比較的早期に効果が減弱する。またプロタミン硫酸塩での中和が可能である。硬膜外カテーテルが挿入されている場合には少なくとも抗凝固薬投与から4時間空けてからカテーテル抜去を行い、抜去後に次の抗凝固薬を投与する場合も1時間空ける必要がある。

- ●**適応：**汎発性血管内血液凝固症候群、体外循環装置使用時の血液凝固防止、血栓塞栓症の治療および予防など。抗リン脂質抗体症候群合併妊娠、本態性血小板血症合併妊娠は適応外使用。

- ●**禁忌：**出血している患者、手術または外傷から日の浅い患者、ヘパリン起因性血小板減少症（HIT）の既往症。

- ●**併用禁忌：**特にないが他の抗凝固薬・抗血小板薬・血栓溶解薬の作用を増強する可能性がある。

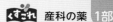

●**作用**：作用機序は AT III と結合し、血液凝固因子 IIa、VIIa、IXa、Xa、XIa、XIIa の活性を阻害する。

●**副作用**：出血、血小板減少、HIT などに伴う血小板減少・血栓症。

投与管理のポイント

●低用量による血栓の予防には皮下注射で 1 万単位／日の投与を行う。自己注射の場合は 12 時間ごとに 1 日 2 回（1 回 5 千単位）の皮下注射を行う。用量調節が必要な血栓予防や治療の際には APTT が 2 倍程度になるようにモニタリングを行い、ヘパリンの量を調節するようにする。

●自己注射の手技指導のために、初回の導入の際は 1 泊や 2 泊の入院で手技獲得の有無を確認する必要がある。

●ヘパリン導入 1 週間ごろにはヘパリン起因血小板減少症の可能性があるため、採血による血小板数の確認が必須である。

くすこれ 3 ポイント!

❶ 静脈血栓の予防と治療に使う薬で用量調整が必要である。

❷ 妊娠中に使用可能な抗凝固薬のため、必要な患者には自己注射の指導が必要である。

❸ HIT に注意する。

胎児毒性‥‥‥‥‥‥‥‥‥‥‥‥‥‥‥‥‥‥‥‥‥‥‥‥‥

なし。

‥‥‥‥‥‥‥‥‥‥‥‥‥‥‥‥‥‥‥‥‥‥‥‥‥‥‥‥‥‥‥

（竹田 純）

14. 一般名 ワルファリンカリウム

商品名：ワーファリン、ワルファリンK「F」「NP」「テバ」
「トーワ」「日新」、ワルファリンK細粒「NS」「YD」

内服 ワーファリン錠、顆粒

- ●**薬価**：ワーファリン…錠剤（0.5mg、1mg、2mg）9.80円、（5mg）10.10円、顆粒剤（0.2% 1g）7.80円
- ●**使用方法**：1日1回内服。内服で行える抗凝固薬であるが、妊婦は禁忌である。内服後はプロトロンビン時間（PT-INR）が2倍前後になるように用量を調節する必要がある。多くの場合、ヘパリンから切り替えて投与することになるが、内服開始からPT-INRに反映されるまで時間がかかるため、ヘパリン投与中から内服を開始させ、PT-INRが延長した段階でヘパリンを中止する。血中濃度が立ち上がるまで時間がかかるため、初期投与は比較的高用量から開始し（例えば5mgを3日など）、PT-INRが延長し始めたら維持量に用量を調節する。
- ●**効果発現までの時間・作用時間**：半減期は約40時間と長いため定常化にも時間を要する。最大血中濃度は投与後1時間ほどであるが、臨床上意義のある抗凝固効果は投与後36〜48時間ごろに得られるようになり、その後48〜72時間ほど持続する。またビタミンKでの中和が可能である。
- ●**適応**：血栓塞栓症の治療および予防。器械弁置換後の妊娠、抗リン脂質抗体症候群合併妊娠の分娩後、本態性血小板血症合併妊娠の分娩後は適応外使用。
- ●**禁忌**：妊婦、出血している患者、手術や外傷から日の浅い患者。
- ●**併用禁忌**：メナテトレノン（骨粗鬆症治療用ビタミンK₂）では作用が減弱するため、ミコナゾール（抗真菌薬）とイグラチモド（免疫調整薬）では作用が増強するため併用禁忌である。また禁忌ではないが、他の抗凝固薬・抗血小板薬・血栓溶解薬

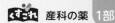

の作用を増強する可能性がある。カペシタビン（乳がんや消化器がんに使用する抗悪性腫瘍薬）との併用で死亡の報告がある。

- **作用**：ビタミンK作用に拮抗し肝臓におけるビタミンK依存性血液凝固因子の生合成を抑制することにより効果が発現するため、ビタミンKを多く含む食事を摂取することで効果が減弱する。
- **副作用**：出血、肝障害、悪心・嘔吐、下痢、脱毛など。

投与管理のポイント

- 内服で使用可能な抗凝固薬であるが、妊婦は禁忌である。しかし、器械弁置換を行った患者などが妊娠を希望した際に妊娠中も使用することがある。その際には妊娠前から児へ起こり得る異常の種類やその頻度などのインフォームドコンセントが必須である。
- 退院後もワルファリンカリウムの血中濃度確認のため定期的に外来受診が必要である。
- ビタミンKに拮抗して作用する抗凝固薬のため、ビタミンKを多く含む食品の摂取により作用が減弱する。納豆、クロレラ、青汁は摂取しないようにし、緑黄色野菜も過剰に摂取しないように指導する必要がある。産褥の血栓予防は産後3カ月程度行う場合がある。

くすこれ③ポイント！

1. 妊婦は禁忌だが、内服中でも授乳は可能であるため産後の抗凝固薬として使用する。
2. PT-INRでモニタリングを行い、用量調節が必要である。
3. ビタミンKに拮抗することで作用するため、ビタミンKを多く含む食品は摂取しないように注意する。

胎児毒性

ワルファリン胎芽病・軟骨形成不全・中枢神経異常・胎児発育不全などを来すため、妊娠中は原則禁忌の薬剤である。

（竹田　純）

第2章　分娩時　④血栓塞栓症

低分子ヘパリン　血栓塞栓症

15. 一般名 エノキサパリンナトリウム

商品名：**クレキサン®**

注射　クレキサン®

- **薬価**：クレキサン®皮下注キット（2,000IU）1 筒 985.00 円
- **使用方法**：術後の血栓予防ではエノキサパリンナトリウムを使用。1 日 2 回、12 時間ごとに 2 千単位を皮下注射。
- **効果発現までの時間・作用時間**：半減期は約 4 時間とヘパリンよりも長い。術後 24 時間以上経過したのちに投与を開始。ヘパリンと同じく硬膜外カテーテル挿入患者においては投与開始時期の調節が必要。ヘパリンと同様にプロタミンで中和可能であるが、60%ほどしか中和できない。
- **適応**：股関節・膝関節全置換術、静脈血栓塞栓症の発症リスクの高い腹部手術施行患者（帝王切開術）における静脈血栓塞栓症の発症抑制。
- **禁忌**：ヘパリン・ヘパリン誘導体過敏症既往歴、出血、急性細菌性心内膜炎、重度の腎障害、HIT 既往歴。
- **併用禁忌**：他の抗凝固薬・抗血小板薬・血栓溶解薬の作用を増強する可能性がある。また NSAIDs でもお互いの作用を増強する可能性がある。
- **作用**：ヘパリンから有効成分のある部分を取り出したもの。分子量が均一化されることにより吸収、代謝、排泄が均一化された。半減期がヘパリンよりも長いため投与間隔を空けることができるようになった。
- **副作用**：出血、血腫、血小板減少、頭痛、めまい、便秘など。

投与管理のポイント

- ヘパリンはトロンビンを阻害する際にアンチトロンビンとトロンビンの双方に結合する必要があるが、エノキサパリンナトリウムは低分子化によりアンチトロンビンのみと

の結合で第Ⅹa因子を阻害できる。低分子化により吸収、代謝、排泄が均一化され、半減期も長くなったため持続静注でなくとも有効性が得られ、帝王切開術などの血栓のハイリスクの患者に血栓症の予防目的に使用する。プレフィルド型のキットであるが、通常のシリンジのように用量の線がないため半量投与などは行えない。薬液が充填されているため、液漏れを防ぐため注射前に気泡を抜かない。

● ヘパリンは APTT でモニタリングが必要だが、低分子ヘパリンでは一般的にはモニタリングは必要ないといわれている。モニタリングをする際はⅩa活性でモニタリングを行う。

● ヘパリンと同様にヘパリン起因血小板減少症の可能性があるため注意する。

くすこれ ③ ポイント!

❶ ヘパリンから有効成分を取り出した薬剤で、帝王切開術後に用いる。

❷ APTT でのモニタリングは不要である。

❸ HIT に注意する。

胎児毒性・乳汁移行

なし。

（竹田　純）

16. 一般名 フォンダパリヌクスナトリウム

商品名：アリクストラ®

注射 アリクストラ®

- **薬価**：アリクストラ®…皮下注（1.5mg）1筒 1,475.00円、（2.5mg）1筒 2,006.00円、（5mg）1筒 3,340.00円、（7.5mg）1筒 4,011.00円
- **使用方法**：帝王切開術後の静脈血栓塞栓症の予防として、1日1回2.5mg皮下注。急性肺血栓塞栓症・急性深部静脈血栓症では、1日1回5mg（50kg未満）、7.5mg（50〜100kg）、10mg（100kg超）皮下注。1回投与分を充填したプレフィルドシリンジを用いて皮下注射を行う。
- **効果発現までの時間・作用時間**：半減期は16時間。術後24時間以上経過したのちに投与を開始。ヘパリンと同じく硬膜外カテーテル挿入患者においては投与開始時期の調節が必要。
- **適応**：静脈血栓塞栓症の発症リスクの高い下肢整形外科手術または腹部手術施行患者（帝王切開術）における静脈血栓塞栓症の発症抑制、急性肺塞栓症、急性深部静脈血栓症。
- **禁忌**：出血、急性細菌性心内膜炎、重度の腎障害。
- **併用禁忌**：他の抗凝固薬・抗血小板薬・血栓溶解薬の作用を増強する可能性がある。
- **作用**：Xa因子のみを選択的に阻害することでヘパリンと比べて薬物動態が安定している。
- **副作用**：出血、血腫、血小板減少、頭痛、めまいなど。

投与管理のポイント

- 低分子ヘパリンと同様に薬物動態がヘパリンよりも安定している。半減期も長いため、少ない投与回数で有効性が得られる。ヘパリン過敏症やHIT既往においても使用可能であるが、ヘパリンや低分子ヘパリンと違いプロタ

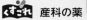

ミンでの中和ができない。
● 低分子ヘパリンと同様に APTT でのモニタリングを必要
としないが、モニタリングが必要な際には Xa 活性を測
定する。
● エノキサパリンナトリウムと同じくプレフィルド型のシ
リンジであるが、エノキサパリンナトリウムと違い複数
規格があるため投与の際には注意する。

くすこれ ③ ポイント!

❶ ヘパリンの有効成分を低分子ヘパリンよりさらに小
さい単位で取り出したもので帝王切開術後に用いる。
❷ APTT による用量調節の必要がない。
❸ 複数規格があるため注意が必要。

胎児毒性・乳汁移行・・・
なし。

Topics　COVID-19 の合併症として血栓症が高頻度に起
こることが分かってきたため、国際血栓止血学会はその対応
として D-dimer によるモニタリングと低分子ヘパリンを用い
た予防についての暫定的なガイダンスを発表した。現在、
COVID-19 HD Study Group による高分子ヘパリンと低分
子ヘパリンの有効性に関する RCT が行われており[1]、その結
果が待たれている。

(竹田 純)

右側縦書き：第2章 分娩時 ④ 血栓塞栓症

17. エドキサバントシル酸塩水和物

一般名

商品名：リクシアナ®

内服　リクシアナ®錠

- **薬価**：リクシアナ®…錠剤・口腔内崩壊錠（15mg）224.70円、（30mg）411.30円、（60mg）416.80円
- **使用方法**：1日1回30mg（60kg以下）、60mg（60kg超）。モニタリングの必要はないが、体重により用量の変更が必要である。
- **効果発現までの時間・作用時間**：半減期は6～8時間程度。
- **適応**：静脈血栓塞栓症の治療および再発抑制。
- **禁忌**：出血、凝固障害を伴う肝疾患、中等度以上の肝障害、急性細菌性心内膜炎。腎不全。
- **併用禁忌**：他の抗凝固薬・抗血小板薬・血栓溶解薬の作用を増強する可能性がある。抗菌薬や抗痙攣薬などで作用が増強する可能性がある。
- **作用**：Xa因子を直接阻害し、抗凝固作用となる。どの薬剤も薬物動態のモニタリングは不要であるが、定期的な血液凝固検査は必要である。また中和する薬剤が存在しないため注意が必要である（重篤な出血による死亡例あり）。
- **副作用**：出血、肝障害、脱毛、発疹など。

投与管理のポイント

- PT-INRでの調節が必要なく、ワルファリンカリウムと比べて有効性や安全性が高いため、ワルファリンカリウムの代わりに非妊婦ではよく用いられている薬である。比較的新しい薬剤であるため妊婦や授乳婦への安全性は未確認である。

- 新しい経口の抗凝固薬であるため妊婦への安全性は未確認であるが、現在のところワルファリンカリウムを超えるような先天異常の発生は認めていない。ガイドライン上は経口直接Ⅹa阻害薬内服中の妊婦は速やかにヘパリンに変更するようになっているが、今後、経口直接Ⅹa阻害薬内服中の妊婦が増える可能性がある。
- 現状は妊娠中や授乳婦への使用において大きな問題の報告は少ない。今後症例の蓄積によりその副作用が明らかになる可能性がある。正常から逸脱した際は記録と報告が必要である。

くすこれ ③ ポイント!

❶ ワルファリンカリウム以外の経口の抗凝固薬。
❷ 妊婦への安全性は未確認。
❸ 授乳婦への投与の安全性も未確認。

胎児毒性・乳汁移行
確認されていない。

(竹田 純)

18. 一般名 アピキサバン

商品名：**エリキュース®**

内服　エリキュース®

- **薬価**：エリキュース®…錠剤（2.5mg）134.80円、（5mg）244.70円

- **使用方法**：アピキサバンは、1日2回　1回5mg（60kg以下は1回2.5mg）の内服で効果を発揮する。モニタリングの必要はないが、体重により用量の変更が必要である。

- **効果発現までの時間・作用時間**：半減期は6〜8時間程度。

- **適応**：非弁膜症性心房細動患者における塞栓症の発症抑制。

- **禁忌**：出血、凝固障害を伴う肝疾患、中等度以上の肝障害、急性細菌性心内膜炎。腎不全。

- **併用禁忌**：他の抗凝固薬・抗血小板薬・血栓溶解薬の作用を増強する可能性がある。抗菌薬や抗痙攣薬などで作用が増強する可能性がある。

- **作用**：Xa因子を直接阻害し、抗凝固作用となる。どの薬剤も薬物動態のモニタリングは不要であるが、定期的な血液凝固検査は必要である。また中和する薬剤が存在しないため注意が必要である（重篤な出血による死亡例あり）。

- **副作用**：出血、肝障害、脱毛、発疹など。

投与管理のポイント

- PT-INRでの調節が必要なく、ワルファリンカリウムと比べて有効性や安全性が高いため、ワルファリンカリウムの代わりに非妊婦ではよく用いられている薬である。比較的新しい薬剤であるため妊婦や授乳婦への安全性は未確認である。

- 新しい経口の抗凝固薬であるため妊婦への安全性は未確認であるが、現在のところワルファリンカリウムを超え

るような先天異常の発生は認めていない。ガイドライン上は経口直接Ⅹa阻害薬内服中の妊婦は速やかにヘパリンに変更するようになっているが、今後、経口直接Ⅹa阻害薬内服中の妊婦が増える可能性がある。

●現状は妊娠中や授乳婦への使用において大きな問題の報告は少ない。今後症例の蓄積によりその副作用が明らかになる可能性がある。正常から逸脱した際は記録と報告が必要である。

くすこれ ③ ポイント!

① ワルファリンカリウム以外の経口の抗凝固薬。
② 妊婦への安全性は未確認。
③ 授乳婦への投与の安全性も未確認。

胎児毒性・乳汁移行
確認されていない。

(竹田 純)

19. 一般名 リバーロキサバン

商品名：**イグザレルト®**

内服　イグザレルト®錠

- **薬価**：イグザレルト®…錠剤・口腔内崩壊錠（10mg）364.10円、（15mg）517.00円、散粒剤（10mg）1包 397.10円、（15mg）1包 567.90円
- **使用方法**：1日1回15mgの内服。モニタリングの必要はないが、体重により用量の変更が必要である。
- **効果発現までの時間・作用時間**：半減期は6～8時間程度。
- **適応**：非弁膜症性心房細動患者における塞栓症の発症抑制。
- **禁忌**：出血、凝固障害を伴う肝疾患、中等度以上の肝障害、急性細菌性心内膜炎。妊婦は禁忌。
- **併用禁忌**：他の抗凝固薬・抗血小板薬・血栓溶解薬の作用を増強する可能性がある。抗菌薬や抗痙攣薬などで作用が増強する可能性がある。
- **作用**：Xa因子を直接阻害し、抗凝固作用となる。どの薬剤も薬物動態のモニタリングは不要であるが、定期的な血液凝固検査は必要である。また中和する薬剤が存在しないため注意が必要である（重篤な出血による死亡例あり）。
- **副作用**：出血、肝障害、脱毛、発疹など。

投与管理のポイント

- PT-INRでの調節が必要なく、ワルファリンカリウムと比べて有効性や安全性が高いため、ワルファリンカリウムの代わりに非妊婦ではよく用いられている薬である。比較的新しい薬剤であるため妊婦や授乳婦への安全性は未確認である。
- 新しい経口の抗凝固薬であるため妊婦への安全性は未確認である。妊婦禁忌となっているが、現在のところワル

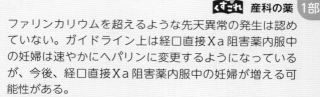

ファリンカリウムを超えるような先天異常の発生は認めていない。ガイドライン上は経口直接Ⅹa阻害薬内服中の妊婦は速やかにヘパリンに変更するようになっているが、今後、経口直接Ⅹa阻害薬内服中の妊婦が増える可能性がある。

● 現状は妊娠中や授乳婦への使用において大きな問題の報告は少ない。今後症例の蓄積によりその副作用が明らかになる可能性がある。正常から逸脱した際は記録と報告が必要である。

くすこれ ③ ポイント!

❶ ワルファリンカリウム以外の経口の抗凝固薬。
❷ 妊婦への安全性は未確認。
❸ 授乳婦への投与の安全性も未確認。

胎児毒性・乳汁移行 ·······························
　確認されていない。

··

（竹田　純）

1. 一般名 アセトアミノフェン

商品名：アセトアミノフェン、カロナール®、アセリオ®、アンヒバ®、パラセタ®、ピレチノール

内服 カロナール®錠　　その他 カロナール®坐剤　　点滴 アセリオ®

- **薬価：**カロナール®…錠剤（200mg）6.70 円、（300mg）7.60 円、（500mg）8.80 円、散剤（0.2% 1g）7.80 円、細粒剤（20%）1g 7.60 円、（50%）1g 9.00 円、シロップ剤（2%）1mL 4.70 円、原末 1g 7.30 円、坐剤（100mg）19.70 円、（200mg）25.40 円、（400mg）39.40 円、アセリオ®…点滴静注（1000mg）1 袋 320.00 円

- **使用方法：**1 回 300〜1,000mg を経口投与し、投与間隔は 4〜6 時間、1 日総量 4,000mg までとし、空腹時の服用は避ける。

- **作用時間：**内服後約 40 分で血中濃度はピークとなり、半減期は約 3.2 時間である（200mg 錠）。

- **適応：**乳房緊満、乳汁うっ滞性乳腺炎、化膿性乳腺炎乳房膿瘍。

- **禁忌：**消化性潰瘍。重篤な血液の異常、肝障害、腎障害、心機能不全。本薬剤に対する過敏症、アスピリン喘息。

- **併用禁忌：**なし。

- **作用：**視床下部における体温調節中枢に作用し、熱放散を増大させることで解熱作用を表す。また、体温調節中枢に関わるプロスタグランジンの合成阻害作用により解熱作用を表す。

- **副作用：**悪心・嘔吐、食欲不振、腹痛、下痢、発疹、ショックなど。

投与管理のポイント

- 乳汁うっ滞性乳腺炎の治療の基本は、乳汁のうっ滞を取り去ることである。痛いからといって授乳を中断せず、患側の乳房から積極的に授乳させ、状況に応じて乳房マッサージを行い、うっ滞した乳汁の排泄を促す。しかし、

乳房痛が強いときは射乳反射も減弱し授乳も行えない。その場合には鎮痛薬を使用することで痛みを軽減し、射乳反射を促すことができる。

● 乳腺炎のときの解熱鎮痛薬としてアセトアミノフェンあるいは非ステロイド性抗炎症薬（NSAIDs）が用いられる。アセトアミノフェンは鎮痛・解熱作用はあるが、抗炎症作用はほとんどないため、より症状が強いときはイブプロフェンをはじめとした NSAIDs を用いる。

くすこれ ③ ポイント!

❶ アセトアミノフェンは比較的副作用が少なく安全な薬。鎮痛・解熱作用はあるが、抗炎症作用はほとんどない。

❷ 用法・用量、投与日数を守るよう指導する。

❸ うっ滞性乳腺炎で乳房痛が強い場合は、鎮痛薬で痛みを軽減することで射乳反射を促すことができる。

胎児毒性・乳汁移行

アセトアミノフェンは小児でも使用される薬剤で、母乳への移行量は少なく（M/P 比 0.91〜1.42）、母乳を介して児が摂取する量は治療量の 8.8〜24.2% 程度と見積もられている[1]。そのため授乳中の使用も問題ないと考えられる。

Topics

わが国では比較的低用量で用いられることが多かったが、2011 年 1 月にアセトアミノフェンの適応追加と用法・用量が変更され、慢性疾患などにもより高用量での投与が可能になり、静注薬を含め使用される頻度が増えてきている。

(青木 宏明)

2. 一般名 イブプロフェン

商品名：ブルフェン®、イブプロフェン

内服 ブルフェン®錠、顆粒

内服 イブプロフェン「タイヨー」

- **薬価**：ブルフェン®…錠剤（100mg）5.90 円、（200mg）8.10 円、顆粒剤（20%）1g 9.10 円、イブプロフェン「タイヨー」…錠剤（100mg）5.10 円、（200mg）5.90 円、イブプロフェン「ツルハラ」…顆粒剤（20%）1g 6.30 円

- **使用方法**：通常、成人は 1 日量 600mg を 3 回に分けて経口服用。空腹時は避けることが望ましい。頓用の場合は 1 回量 200mg、原則として 1 日 2 回までとし、1 日最大 600mg を限度とする。

- **作用時間**：内服後約 2.1 時間で血中濃度はピークとなり、半減期は約 1.8 時間である。

- **適応**：乳房緊満、乳汁うっ滞性乳腺炎、化膿性乳腺炎、乳房膿瘍。

- **禁忌**：消化性潰瘍。重篤な血液の異常、肝障害、腎障害、心機能不全。本薬剤に対する過敏症、アスピリン喘息。

- **併用禁忌**：なし。

- **作用**：視床下部における体温調節中枢に作用し、熱放散を増大させることで解熱作用を表す。また、体温調節中枢に関わるプロスタグランジンの合成阻害作用により解熱作用を表す。

- **副作用**：腹痛、下痢などの胃腸症状、発疹、アスピリン喘息、頭痛、眠気、浮腫、ショックなど。

投与管理のポイント

- 乳汁うっ滞性乳腺炎の治療の基本は、乳汁のうっ滞を取り去ることである。痛いからといって授乳を中断せず、患側の乳房から積極的に授乳させ、状況に応じて乳房マッサージを行い、うっ滞した乳汁の排泄を促す。しかし、

乳房痛が強いときは射乳反射も減弱し授乳も行えない。その場合には鎮痛薬を使用することで痛みを軽減し、射乳反射を促すことができる。

● 乳腺炎のときの解熱鎮痛薬にはアセトアミノフェンかNSAIDs が用いられる。アセトアミノフェンは鎮痛・解熱作用はあるが、抗炎症作用はほとんどないため、より症状が強いときはイブプロフェンなどの NSAIDs を用いる。

くすこれ3ポイント!

❶ 多くの市販薬にも含まれる一般的な解熱鎮痛薬。よく見られる副作用は胃腸症状であり、可能な限り食後に服用するよう指導する。喘息の既往のある人への投与は喘息発作を誘発する可能性があるため注意する。

❷ 用法・用量、投与日数を守るよう指導する。

❸ うっ滞性乳腺炎において乳房痛が強い場合は、鎮痛薬で痛みを軽減することで射乳反射を促すことができる。

乳汁移行

イブプロフェンをはじめとした NSAIDs は弱酸性の薬剤であるため母乳への移行は少なく、母乳を介して児が摂取する量は治療量の 0.1〜0.7% 程度と見積もられている[1]。そのため授乳中の使用も問題ないと考えられる。

(青木 宏明)

3. アモキシシリン水和物・クラブラン酸カリウム配合
一般名

商品名：**オーグメンチン®、クラバモックス®**

  内服 **オーグメンチン®**

  内服 **クラバモックス®**

- **薬価**：オーグメンチン®…配合錠（125SS）31.80 円、（250RS）45.70 円、クラバモックス®…小児用配合ドライシロップ（636.5mg）1g 223.30 円
- **使用方法**：1 回 1 錠、通常、1 回 250mg（力価）を 1 日 3～4 回、6～8 時間ごとに経口投与。年齢、症状により適宜増減。
- **作用時間**：内服後約 1.5 時間で血中濃度はピークとなり、半減期は約 1 時間である。
- **適応**：乳汁うっ滞性乳腺炎（発症 24 時間後以降あるいは感染が疑われる場合）、化膿性乳腺炎、乳房膿瘍。
- **禁忌**：本剤の成分によるショックの既往歴のある患者、伝染性単核症のある患者、本剤の成分による黄疸または肝機能障害の既往歴のある患者。
- **併用禁忌**：なし。
- **作用**：ペニシリン系抗菌薬のアモキシシリン水和物に、βラクタマーゼ阻害薬であるクラブラン酸カリウムを配合することによって、βラクタマーゼ産生菌に効果がある。
- **副作用**：下痢、発疹、肝障害、アナフィラキシーショック、腎不全、大腸炎、皮膚障害など。

投与管理のポイント

- 乳腺炎は必ずしも感染を伴っているわけではないことを意識し、乳房マッサージなど初期の対応で改善しない場合、膿乳や膿瘍形成など感染を強く疑わせる症状がある場合に投与するよう心掛ける。

● 副作用として下痢の頻度が比較的多いが、軟便程度であればそれほど心配はいらないことを説明する。アレルギーを疑わせる症状が出た場合は直ちに内服を中止させるように指導し、医師の指示を受けさせる。

くすこれ 3 ポイント！

❶ ペニシリン系抗菌薬であるアモキシシリンにβラクタマーゼ阻害薬を配合しているため、グラム陽性菌のほか、大腸菌など一部のグラム陰性菌にも有効。

❷ 乳腺炎の症状がよくなっても勝手に中止しないように、用法・用量、投与日数を守るよう指導する。

❸ 感染を伴った化膿性乳腺炎に有効であり、初期のうっ滞性乳腺炎では必要ないことが多い。

乳汁移行

　ペニシリン系の抗菌薬は小児でも使用される薬剤である。母乳への移行量は少なく（M/P比 0.014〜0.043）、母乳を介して児が摂取する量は治療量の1%程度と見積もられている[1]。そのため授乳中の使用も問題ないと考えられる。

Topics

　　細菌が産生し抗生物質を不活化するβラクタマーゼには多くの種類がある。クラブラン酸カリウムはペニシリン系の抗菌薬を不活化してしまうβラクタマーゼ、ペニシリナーゼに効果があり、全てのβラクタマーゼに有効なわけではない。βラクタマーゼの種類によっては多剤耐性を示す菌があり、院内感染などの原因菌となっている。

（青木 宏明）

第3章 産褥期 ❶ 乳腺炎

197

4. 一般名 セファレキシン

商品名：ケフレックス®、L-ケフレックス®、セファレキシン、ラリキシン®

内服　ケフレックス®

- ●**薬価**：ケフレックス®…硬カプセル剤（250mg）31.50 円
- ●**使用方法**：通常、1 回 250mg（力価）を 6 時間ごとに経口服用。重症の場合や分離菌の感受性が比較的低い症例に対しては、通常、1 回 500mg（力価）を 6 時間ごとに経口服用。ただし、症状、体重、年齢などにより適宜増減。
- ●**作用時間**：内服後約 2.9 時間で血中濃度はピークとなり、半減期は約 1.2 時間である。
- ●**適応**：乳汁うっ滞性乳腺炎（発症 24 時間後以降あるいは感染が疑われる場合）、化膿性乳腺炎、乳房膿瘍。
- ●**禁忌**：本剤の成分によるショックの既往歴のある患者。
- ●**併用禁忌**：なし。
- ●**作用**：βラクタム環の C-N 結合の部分が菌の細胞壁形成酵素と結合し、細胞壁のムコペプチド合成を阻害することによる溶菌作用で、その作用は殺菌的である。
- ●**副作用**：下痢、発疹、肝障害、アナフィラキシーショック、腎不全、大腸炎、皮膚障害など。

投与管理のポイント

- ●乳腺炎は必ずしも感染を伴っているわけではないことを意識し、乳房マッサージなど初期の対応で改善しない場合、膿乳や膿瘍形成など感染を強く疑わせる症状がある場合に投与するよう心掛ける。
- ●副作用の少ない抗菌薬で、ショックなどのアレルギー症状もペニシリン系に比べれば少ない。下痢の頻度が比較的多いが、軟便程度であればそれほど心配いらないこと

を説明する。アレルギーを疑わせる症状が出た場合は直ちに内服を中止させるように指導し、医師の指示を受けさせる。

くすこれ ③ ポイント!

❶ 第1世代セフェム系の抗菌薬で、グラム陽性菌を中心に、大腸菌やクレブシェラ属など一部のグラム陰性菌にも有効。

❷ 乳腺炎の症状がよくなっても勝手に中止しないように、用法・用量、投与日数を守るよう指導する。

❸ 感染を伴った化膿性乳腺炎に有効であり、初期のうっ滞性乳腺炎では必要ないことが多い。

乳汁移行

　セフェム系の抗菌薬は小児でも使用される薬剤である。母乳への移行量は少なく（M/P比 0.008〜0.25）、母乳を介して児が摂取する量は治療量の 0.4〜1.5% 程度と見積もられている[1]。そのため授乳中の使用も問題ないと考えられる。

Topics

セフェム系抗菌薬は開発された時代により第1世代から第4世代にまで分けられる。第1世代のセフェム系抗菌薬は腸球菌以外のグラム陽性菌に対して優れた抗菌活性を持っている。化膿性乳腺炎は皮膚に存在する黄色ブドウ球菌や連鎖球菌などが、乳管や乳首の傷口から侵入することが原因であり、グラム陽性菌をターゲットにすることは理にかなっている。

（青木 宏明）

5. 一般名 葛根湯 (カッコントウ)

商品名：**ツムラ葛根湯顆粒（1）、クラシエ葛根湯細粒（KB-1、EK-1）、オースギ葛根湯錠（SG-01T）**

内服 ツムラ葛根湯
エキス顆粒（医療用）

内服 クラシエ葛根湯
エキス細粒

内服 オースギ葛根湯
エキスT錠

- **薬価**：ツムラ葛根湯エキス顆粒（医療用）…顆粒剤 1g 8.40 円、クラシエ葛根湯エキス細粒…細粒剤 1g 6.90 円、オースギ葛根湯エキス T 錠…錠剤 4.00 円

- **使用方法**：通常 1 日 7.5g を 2～3 回に分割し、食前または食間に経口内服。

- **適応**：乳房緊満、乳汁うっ滞性乳腺炎。

- **禁忌**：記載なし。

- **併用禁忌**：なし。

- **作用**：葛根を中心に 7 つの生薬からなり、主成分である葛根には鎮痛作用、筋攣縮を寛解する作用があるとされる。麻黄にはエフェドリン作用があり、甘草にはグリチルリチンの作用がある。

- **副作用**：発疹、発赤、偽アルドステロン症、ミオパチー、肝機能障害、黄疸など。

投与管理のポイント

- 葛根湯は風邪だけでなく、急性期の炎症に広く使用されている。わが国では以前より乳腺炎に対して葛根湯が用いられてきた。葛根湯は主薬の "葛根" の筋の攣縮を寛解する作用と "麻黄" や "桂枝" の作用が合わさり効果を発揮するとされる[1]。

- 葛根湯は特に乳汁うっ滞性乳腺炎の段階で効果があるとされ、化膿性乳腺炎ではあまり効果を示さない。そのため乳腺炎の早い段階で、乳房マッサージなどの処置と併

用することで症状の改善が早くなる可能性がある。
- 内服における注意点としては、内服を忘れて食事を先に摂ってしまう人が多いため、注意を促す。忘れてしまった場合は食間でも構わないため、食後2時間ぐらいで内服し、おおよそ1日3回に分けて内服するよう指示する。その際2回分を一気には飲まないように指導する。

くすこれ 3 ポイント!

1. 漢方の風邪薬として最も親しまれている漢方薬。鼻炎や頭痛など急性炎症疾患の初期に広く用いられる。
2. 漢方薬の服用時期は食前あるいは食間であることに注意する。通常1日7.5 gを2〜3回に分けて内服する。飲み忘れてしまった場合は食間に服用し、その際2回分は飲まないように指導する。
3. 葛根湯は乳汁うっ滞性乳腺炎の段階で効果があるとされ、化膿性乳腺炎となった場合は効果が不十分となりやすい。

乳汁移行

葛根湯では主要成分である麻黄のエフェドリンと甘草のグリチルリチンの移行量は微量であったと報告されており[1]、古くから乳腺炎に使用されてきたこともあり、経験的にも授乳中に安全に使用できると考えられる。

(青木 宏明)

6. 一般名 カベルゴリン

商品名:カバサール®、カベルゴリン「F」「サワイ」

内服　カバサール®

- **薬価:**カバサール®…錠剤（0.25mg）61.50円、（1.0mg）201.60円、カベルゴリン「F」…錠剤（0.25mg）35.80円、（1.0mg）113.90円
- **使用方法:**乳汁分泌抑制を行うことが決まっていれば、なるべく分娩後2日以内に1.0mg錠を1回のみ内服。ただし、分娩直後は母体の状態が安定していないことも多いため、分娩後4時間以内の投与は避け、母体の呼吸や脈拍、血圧などが安定した後に投与するようにする。
- **作用時間:**内服後約3.5時間で血中濃度はピークとなる。
- **適応:**産褥乳汁分泌抑制。
- **禁忌:**過敏症、心臓弁膜病変、妊娠高血圧症候群、産褥期高血圧。
- **併用禁忌:**なし。
- **作用:**下垂体のプロラクチン産生細胞のドパミンD_2受容体に結合し、プロラクチン産生分泌を抑制することにより母乳分泌を抑制する。
- **副作用:**悪心、食欲不振、口渇、便秘、精神症状、興奮、眠気、神経症状、ふらつき、眩暈、頭重感。

投与管理のポイント

- 乳汁分泌抑制に使用されているドパミン作動薬には、カベルゴリンとブロモクリプチンメシル酸塩がある。カベルゴリンが認可される以前はブロモクリプチンメシル酸塩が使用されていたが、カベルゴリンの有効性・有用性が示されてからは[1]、基本的にカベルゴリンが乳汁分泌抑制に使用されている。
- 乳汁分泌抑制薬による乳汁分泌抑制は乳汁分泌が確立さ

れる前、分娩後 2 日以内の使用がより効果的である。ただし、分娩直後は母体の状態が安定していないことも多いため、母体の呼吸や脈拍、血圧などが安定した後に投与するようにする。

● 死産後の母乳分泌抑制についても母乳分泌抑制薬の有効性が証明されており[2)]、通常分娩後と同様に使用することができる。

くすこれ ③ ポイント!

❶ 産褥母乳分泌抑制を行う場合、分娩後 2 日以内に 1.0mg 錠を 1 回のみ内服する。

❷ 分娩直後は母体の状態が安定していないことも多いため、分娩後 4 時間以内の投与は避け、母体の呼吸や脈拍、血圧などが安定した後に投与するようにする。

❸ 必要に応じて冷罨法やワイヤー入りブラジャーによる乳房の固定などの指導も行う。

乳汁移行‥‥‥‥‥‥‥‥‥‥‥‥‥‥‥‥‥‥‥‥‥‥
なし。
‥‥‥‥‥‥‥‥‥‥‥‥‥‥‥‥‥‥‥‥‥‥‥‥‥‥‥

(青木 宏明)

7. 一般名 ブロモクリプチンメシル酸塩

商品名：パーロデル®、ブロモクリプチン「トーワ」「TCK」「F」「タカタ」「フソー」、ブロモクリプチンメシル酸塩「アメル」、パドパリン®

内服　パーロデル®　　　内服　ブロモクリプチン「トーワ」

- **薬価：**パーロデル®…錠剤（2.5mg）49.70円、ブロモクリプチン「トーワ」…錠剤（2.5mg）15.70円
- **使用方法：**2.5mg錠を1日2回、14日間内服。頻度は少ないが、内服終了後に乳汁分泌が再開してしまった場合は7日間の追加投与を行う。
- **作用時間：**内服後約1.9時間で血中濃度はピークとなり、半減期は約5.3時間である。
- **適応：**産褥乳汁分泌抑制。
- **禁忌：**過敏症、心臓弁膜病変、妊娠高血圧症候群、産褥期高血圧。
- **併用禁忌：**なし。
- **作用：**下垂体のプロラクチン産生細胞のドパミンD_2受容体に結合し、プロラクチン産生分泌を抑制することにより母乳分泌を抑制する。
- **副作用：**悪心、便秘、眩暈、頭痛、倦怠感、胃部不快感、食欲不振、口渇、ジスキネジー、立ちくらみ、血圧低下。

投与管理のポイント

- 乳汁分泌抑制に使用されているドパミン作動薬には、カベルゴリンとブロモクリプチンメシル酸塩がある。カベルゴリンが認可される以前はブロモクリプチンメシル酸塩が使用されていたが、カベルゴリンの有効性・有用性が示されてからは[1]、基本的にカベルゴリンが乳汁分泌抑制に使用されている。乳汁分泌抑制薬による乳汁分泌抑制は乳汁分泌が確立される前、分娩後2日以内の使用

がより効果的である。ただし、分娩直後は母体の状態が安定していないことも多いため、母体の呼吸や脈拍、血圧などが安定した後に投与するようにする。死産後の母乳分泌抑制についても母乳分泌抑制薬の有効性が証明されており[2]、通常分娩後と同様に使用することができる。

くすこれ 3 ポイント!

❶ 現在では基本的に乳汁分泌抑制にはカベルゴリンが用いられ、ブロモクリプチンメシル酸塩を使用する機会は少ない。

❷ 乳汁分泌抑制には、乳汁分泌が確立される前（分娩後2日以内）の投与がより効果的である。

❸ うっ滞性乳腺炎で臨床症状が強い場合などに、冷罨法などと併用して一時的にブロモクリプチンメシル酸塩を使用することもあったが、現在は基本的に推奨されていない[3]。

乳汁移行‥‥‥‥‥‥‥‥‥‥‥‥‥‥‥‥‥‥‥‥‥‥
なし。

‥‥‥‥‥‥‥‥‥‥‥‥‥‥‥‥‥‥‥‥‥‥‥‥‥‥‥‥
(青木 宏明)

8. 一般名 セルトラリン塩酸塩

商品名：ジェイゾロフト®、セルトラリン「アメル」ほか

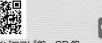
内服 ジェイゾロフト®錠、OD 錠

内服 セルトラリン錠「アメル」

- **薬価**：ジェイゾロフト®…錠剤（25mg）79.00 円、（50mg）135.70 円、（100mg）233.80 円、口腔内崩壊錠（25mg）79.00 円、（50mg）135.70 円、（100mg）233.80 円、 セルトラリン「アメル」…錠剤（25mg）16.50 円、（50mg）28.80 円、（100mg）45.90 円、口腔内崩壊錠（25mg）16.50 円、（50mg）28.80 円

- **使用方法**：出産前からの服用では同量を継続。安定が続いており、目立ったストレスがなければ減量を試みてもよい。初めての使用では初期用量 25mg/日から開始し、経過を見ながら最大 100mg/日まで漸増。すぐには効果が現れないため、効き目がないからといって中止してしまわないことが大切。

- **効果発現までの時間・作用時間**：抗うつ作用が現れるのは、服用開始から 2〜8 週間ほどである [1]。

- **適応**：うつ病・うつ状態、パニック障害、外傷後ストレス障害。

- **禁忌**：本剤の成分に対し過敏症の既往歴のある患者。

- **併用禁忌**：ピモジド（オーラップ®）、モノアミン酸化酵素阻害薬（エフピー®など）。

- **作用**：選択的セロトニン再取込み阻害薬（SSRI）であり、セロトニン受容体に拮抗して再取込みを阻害する。シナプス間隙でのセロトニン濃度を増加させ、抗うつ効果を得る。

- **副作用**：頻度の高いものとして、悪心、傾眠、下痢、めまい、不安。重篤なものとして、セロトニン症候群、悪性症候群、痙攣、昏睡、肝機能障害、抗利尿ホルモン不適合分泌症候群、中毒性表皮壊死融解症、Stevens-Johnson 症候群、アナフィラキシー、QT 延長、心室頻拍（torsades de pointes を含む）。

投与管理のポイント

● うつ病の症状には抑うつ気分、意欲低下のほかに不眠や食欲低下、疲れやすさ、集中力の低下などがある。これらはうつ病以外でも認められ、日常的によくみられるため、普段からこれらの症状に注意を払うようにする。

● 軽い抑うつ状態が慢性的に続く、少しのストレスで抑うつが悪化しやすい、あるいは症状が全くないが再発予防のために服薬しているなど、服薬継続の理由を知った上で、経過を見守っていくことが大切である。

● 児の気質が難しいなどの育児困難では産後うつ病のリスクが高まる[2]。パートナーとの不和や実母との疎遠な関係などのサポート不足も同様であり[2]、孤立を防ぐことが支援のポイントとなる。

くすこれ ❸ ポイント！

❶ うつ病の症状を把握しておき、適宜、それらの有無や程度を確認する。重要な症状として、気分の落ち込みと意欲の低下がある。

❷ 継続して服用することで効果が期待できるため、自己判断での中止や飲み忘れが多くないかに注意する。

❸ たった1人で育児や家事を抱え込むようなことはうつ病の再発・再燃のリスクになる。孤立しないような支援体制が大切である。

乳汁移行

　乳汁への薬剤の移行はわずかであり、通常では薬剤が乳児の血清から検出されることはない。代謝に障害がある児で、弱い活性のある代謝物が蓄積して症状を引き起こす可能性はあるが[3]、授乳に関するリスクは小さく、服薬と母乳育児は十分に両立し得る。

（安田 貴昭）

9. 一般名 ロラゼパム

商品名：ワイパックス®、ロラゼパム「サワイ」

内服　ワイパックス®　　　内服　ロラゼパム「サワイ」

- **薬 価**：ワイパックス®…錠剤（0.5mg）5.90円、（1.0mg）9.10円、ロラゼパム「サワイ」…錠剤（0.5mg）5.10円、（1.0mg）5.70円
- **使用方法**：できるだけ頓用で使用。服用の目的やタイミングは症状や患者の状況によって異なる。ロラゼパムのように作用時間が短いものは効き目を実感しやすいが、効果の切れ目も感じやすい。そのようなときは長時間作用型の抗不安薬を考慮する。
- **効果発現までの時間・作用時間**：血中濃度は約2時間で最高になり、半減期は約12時間である。短時間で効果が現れるが、効果の持続も比較的短い。
- **適応**：神経症における不安・緊張・抑うつ、心身症（自律神経失調症、心臓神経症）における身体症候ならびに不安・緊張・抑うつ。
- **禁忌**：急性狭隅角緑内障、重症筋無力症。
- **併用禁忌**：なし。
- **作用**：$GABA_A$受容体にあるベンゾジアゼピン受容体に作動薬として働き、大脳辺縁系の神経活動を抑制して鎮静や抗不安作用を示す。
- **副作用**：頻度が高いものとして、眠気、ふらつき、めまい、立ちくらみ、頭重、頭痛、不眠、動悸、悪心、下痢、便秘、食欲不振、口渇、胃部不快感。重篤なものとして、依存性、刺激興奮、錯乱、呼吸抑制。

投与管理のポイント

- あくまで対症療法薬であり根本的な解決にはならない。「服用すれば大丈夫」という安心や自信につながればよい

が、「薬がなければ何もできない」という依存状態になると問題である。

● どのように服用しているかを自分で把握していない人もいる。いつ服用したかなどを手帳などに記録し、残りの錠数を数えておくよう指導する。

● 長期の連用では、急な服薬の中止で自律神経の乱れや不安焦燥など離脱症状が生じる。それによりかえって依存を強めることにならないよう、減量や中止はゆっくりと行う。薬に頼らざるを得なくなってしまった本人のつらさに寄り添いながら、根気よく支援していく。

くすこれ 3 ポイント!

❶ 不安や緊張が生じてくる原因やきっかけ、頻度、強さ、症状によって本人がどれくらい苦痛に感じるかなどを把握しておく。

❷ 服用する量や頻度、タイミングなどが主治医の指示通りであるかを確認する。時々、残っている薬の錠数を数えておくようにすると、適切に服用できているかどうかの判断の助けになる。

❸ 薬以外の方法で不安や緊張を和らげることについてもよく相談し、そのために必要な支援を整える。ただし、急に服薬を中止することは避ける。

乳汁移行

母乳中の濃度は低い。半減期も比較的短いため、通常の投与量では乳児に副作用が生じる心配はない[1]。

(安田 貴昭)

10. 一般名 エスゾピクロン

商品名：ルネスタ®

内服　ルネスタ®

- **薬価：** ルネスタ®…錠剤（1mg）47.30 円、（2mg）75.20 円、（3mg）94.60 円
- **使用方法：** 床に入る直前に服用。超短時間作用型であり、寝つきが悪いタイプや中途覚醒後の再入眠などに使いやすい。
- **効果発現までの時間・作用時間：** 超短時間型睡眠薬に分類され、即効性はあるが持続時間は短い。
- **適応：** 不眠症。
- **禁忌：** 本剤の成分またはゾピクロンに対し過敏症の既往歴のある患者、重症筋無力症、急性狭隅角緑内障、肺性心・肺気腫・気管支喘息・脳血管障害の急性期などで呼吸機能が高度に低下している場合。
- **併用禁忌：** なし。
- **作用：** GABA$_A$ 受容体複合体にあるベンゾジアゼピン結合部位に結合し、GABA の作用を増強することで催眠効果を示す。
- **副作用：** 主なものとして、傾眠、味覚異常。重大なものとして、ショック、アナフィラキシー様症状、依存性、呼吸抑制、精神症状、意識障害、一過性前向性健忘、もうろう状態。

投与管理のポイント

- 依存を生じやすい薬剤であり、薬以外の方法で眠りをよくする工夫を考えることも大切である。急な中止は避け、減量するときはゆっくりと行う。
- 夜間に繰り返し覚醒するタイプでは中・長時間作用型の睡眠薬を使うが、日中に眠気が残ることがあり、注意を要する。

● 授乳や夜泣きのために夜間に何度も起きる必要がある場合は、あえて睡眠薬は使用しないという割り切りも必要。夜間の睡眠にこだわりすぎると、かえってそれがプレッシャーになり、ますます眠れなくなる。パートナーや家族に昼間の育児や家事を受け持ってもらい、育児支援サービスも積極的に取り入れ、日中に午睡や休息がとれるよう環境を整える。

くすこれ 3 ポイント!

❶ 不眠になったきっかけ、ストレス要因、他の精神疾患の有無、眠りを妨げる環境や生活習慣などについて把握する。それらをもとに睡眠薬以外の手段についても十分検討する。

❷ 入眠困難、中途覚醒、早朝覚醒といった不眠のタイプを把握し、服用する量や頻度、タイミングが適切であるか、主治医の指示通りに服用しているかを確認する。

❸ 夜間の睡眠にこだわらず、日中に休憩や午睡の時間を確保することも有効な対策である。生活全体の中で必要な休息を過不足なくとれるように支援する。

乳汁移行 ･････････････････････････････････

　授乳中の服用についての情報は少ない。エスゾピクロンのS-異性体とR-異性体を50%ずつ含む薬剤がゾピクロン（アモバン®）であるが、ゾピクロンでは授乳中に高用量を随時使用しても乳児への危険は少ないとされる[1]。エスゾピクロンも同様に危険は少ないと考えられる。

･･

（安田 貴昭）

11. 一般名 アリピプラゾール

商品名：**エビリファイ**®、**アリピプラゾール**

 内服 エビリファイ®錠、散 エビリファイ®OD錠   注射 エビリファイ®

- **薬 価**：エビリファイ®…錠剤（1mg）27.50 円、（3mg）61.70 円、（6mg）117.30 円、（12mg）220.90 円、散粒剤（1%）1g 125.90 円、液剤（0.1% 1mL）61.30 円、口腔内崩壊錠（3mg）61.70 円（6mg）117.30 円、（12mg）220.90 円、（24mg）459.40 円、持続性水懸筋注用（300mg）36,878.00 円、（400mg）44,666.00 円

- **使用方法**：定時服用が基本。精神病症状や情緒の不安定さが残る場合は、頓用での使用を補ってもよい。使用する量は症状の程度などによって異なる。何年も状態が安定している人では、薬の減量を検討してもよい。

- **効果発現までの時間・作用時間**：血中濃度は約 3 時間で最高になり、半減期は約 60 時間である。反復投与では 14 日までに定常状態に達する。

- **適応**：統合失調症、双極性障害における躁症状の改善、うつ病・うつ状態（既存治療で十分な効果が認められない場合に限る）、小児期の自閉スペクトラム症に伴う易刺激性（ただし剤形により適応は異なる）。

- **禁忌**：昏睡状態の患者、バルビツール酸誘導体・麻酔薬などの中枢神経抑制薬の強い影響下にある患者、アドレナリン投与中の患者（アナフィラキシーの救急治療に使用する場合を除く）、本剤の成分に対し過敏症の既往歴のある患者。

- **併用禁忌**：なし。

- **作用**：ドパミン D_2 受容体部分作動薬としてドパミン作用を安定化させる。

●**副作用**：主なものとして、不眠、神経過敏、アカシジア、振戦、CK上昇、プロラクチン低下、傾眠、寡動、流涎、体重増加。重大なものとして、悪性症候群、遅発性ジスキネジア、麻痺性イレウス、横紋筋融解症、痙攣、白血球減少。

投与管理のポイント

●統合失調症、双極性障害は再発・再燃の予防がとても重要な精神疾患である。症状が再燃すると、生活全般に大きな支障を来すこともあり、薬物療法を継続することはとても重要である。

●統合失調症の患者では、幻覚や思考のまとまりの悪さなどが残存していたり、感情鈍麻などの陰性症状が現れていたりする。物事をうまく理解することが苦手であるため、指導や支援は時間をかけて焦らず丁寧に行う。

くすこれ ❸ ポイント!

❶ 統合失調症だけでなく双極性障害やうつ病などでも用いられる薬剤であり、診断名や薬物療法の方針などについて主治医から情報を得ておく。

❷ 自分だけで判断して服薬を中止したり、不規則に服用したりしないように見守る。

❸ 統合失調症や双極性障害の症状だけでなく、薬の副作用による眠気やだるさ、妊娠や育児による疲れやストレスなどさまざまな要因が互いに影響し合うことに留意する。

乳汁移行

限られた情報しかないが、15mg/日までの投与量では母乳中の濃度は低いことが示されている[1]。授乳中であっても服薬を継続する意義が大きい薬剤であり、服薬と授乳は十分両立できると考えられる。

(安田 貴昭)

第3章 産褥期 ❸ 産後うつ病、その他の精神障害・向精神薬

12. 一般名 ラモトリギン

商品名: ラミクタール®、ラモトリギン「日医工」「JG」「アメル」「サワイ」「トーワ」

 内服 ラミクタール®   **内服** ラモトリギン「日医工」

- **薬価:** ラミクタール®…錠剤（25mg）63.60円、（100mg）168.60円、ラモトリギン「日医工」…錠剤（25mg）24.40円、（100mg）65.70円

- **使用方法:** 通常は25mg/日から開始し、2週間後に50mg/日に増量。バルプロ酸ナトリウムを併用する場合はその半量を、フェニトインやカルバマゼピンを併用する場合は倍量を服用。また、ラモトリギンの血中濃度は妊娠中に低下することに注意[1]。

- **効果発現までの時間・作用時間:** 血中濃度が定常状態に達するのは服薬開始から1週間程度である。

- **適応:** 単剤療法では、部分発作（二次性全般化発作を含む）、強直間代発作、定型欠神発作。他剤で効果不十分の場合の併用療法では、部分発作（二次性全般化発作を含む）、強直間代発作、Lennox-Gastaut症候群における全般発作。双極性障害における気分エピソードの再発・再燃抑制。

- **禁忌:** 本剤の成分に対し過敏症の既往歴のある患者。

- **併用禁忌:** なし。

- **作用:** 神経細胞のナトリウムチャネルやカルシウムイオンを安定化させ、過剰な興奮を抑制する。気分障害への作用機序は不明である。

- **副作用:** 主なものとして、発疹、頭痛、めまい、胃腸障害、傾眠、肝機能障害、複視。重大なものとして、皮膚粘膜眼症候群（Stevens-Johnson症候群）、肝炎、肝機能障害、黄疸。

投与管理のポイント

● 双極性障害の治療に用いられる薬剤は、ラモトリギン以外にも第一選択薬である炭酸リチウム、抗てんかん薬であるバルプロ酸ナトリウム、カルバマゼピン、抗精神病薬であるアリピプラゾール、クエチアピンフマル酸塩、オランザピンなどがある。炭酸リチウムやバルプロ酸ナトリウムは催奇形性リスクが明らかになっている。妊娠後に薬剤が変更されることもあり、処方歴を含めた治療経過はよく把握しておく。

● ラモトリギンでは皮膚粘膜眼症候群（Stevens-Johnson症候群）や中毒性表皮壊死症などの重篤な皮膚障害が現れることがある。不適切な服用ではリスクが高まるため、用法・用量を守るよう指導する。

くすこれ 3 ポイント!

❶ 抗てんかん薬に分類されるが双極性障害でも用いられるため、診断や処方目的を確認しておく。他の薬剤の併用や処方変更など治療歴についても把握する。

❷ 妊娠によって血中濃度が低下し、症状が悪化することがあることに注意する[1]。副作用として重篤な皮膚粘膜障害が生じることがあり、皮疹の有無や粘膜の変化などをよく観察する。

❸ 再燃・再発予防のために重要な薬剤であり、服薬の継続について精神科医とよく相談するよう支援する。

乳汁移行

相対的乳児投与量（RID）は 9.2～18.27 で[2]、一般的に安全とされる目安である 10％を超えており、母乳への移行の程度は比較的高い。

（安田 貴昭）

1。一般名 アドレナリン（エピネフリン）

商品名：ボスミン®、アドレナリン「テルモ」

注射 ボスミン®

吸入 ボスミン®

注射 アドレナリン「テルモ」

- **薬価**：ボスミン®…注射液（0.1% 1mL）94.00 円、液剤（0.1% 1mL）12.00 円、アドレナリン「テルモ」…注射液（0.1% 1mL）1 筒 151.00 円

- **使用方法**：1 アンプル（1mL）と生理食塩液 9mL で合計 10mL に 10 倍希釈し、0.01%アドレナリン（0.1mg/1mL）に調整して使用。使用する推奨注射器は、静脈内投与の場合は 1mL、気管内投与の場合は 5mL または 10mL 注射器である。

- **適応**：新生児蘇生の現場において、蘇生の初期処置、有効な人工呼吸、それに続く有効な人工呼吸とこれに同期した十分な深さと速度で行われた胸骨圧迫による蘇生を行っても、心拍 60/分未満が持続する場合。

- **禁忌**：添付文書[1]には以下のような記載があるが、新生児蘇生の現場では関連が低い。①次の薬剤を投与中の患者；(1) ブチロフェノン系・フェノチアジン系などの抗精神病薬、α遮断薬、(2) イソプレナリン塩酸塩などのカテコラミン製剤、アドレナリン作動薬（ただし、蘇生などの緊急時はこの限りでない）。②狭隅角や前房が浅いなど眼圧上昇の素因のある患者。

- **作用**：アドレナリンは即効性で半減期は 3〜5 分であり、交感神経のα、β受容体に作用する。心臓においては洞房結節の刺激発生のペースを早めて心拍数を増加させ、心筋の収縮力を強め、心拍出量を増大するので強心作用を表す。血管に対しては、収縮作用と拡張作用の両方を表し、心臓の冠動脈を拡張し、毛細血管を収縮させ末梢抵抗を増加させて血圧を上昇させる。

- **副作用**：重大な副作用（頻度不明）として、肺水腫（初期症状：血圧異常上昇）、呼吸困難、心停止（初期症状：頻脈、不

整脈、心悸亢進、胸内苦悶)。

投与管理のポイント

● 使用する推奨注射器は誤投薬防止の観点から静脈内投与の場合は 1mL、気管内投与の場合は 5mL または 10mL 注射器を用意するなど区別しやすいように工夫することや、注射器にラベルを貼って明記することが重要である。

● これらの薬剤を使用するのは児の状態が極めて悪いときであるため、普段から希釈方法などを確認して、実際の現場ですぐに動けるようにシミュレーションしておくことが大事である。

くすこれ ③ ポイント!

❶ 静脈内投与は生理食塩液で 10 倍希釈して 0.1〜0.3mL／kg。

❷ 気管内投与は生理食塩液で 10 倍希釈して 0.5〜1.0mL／kg。

❸ 薬物投与を行うのは、有効な人工呼吸とこれに同期した十分な深さと速度で行われた胸骨圧迫による蘇生が行われていることが前提。

新生児予後

　適正な人工呼吸と胸骨圧迫を行っても心拍<60 回／分の場合には、なるべく早急に薬剤投与に進むのが理想的ではあるが、実際の蘇生の現場で人工呼吸と胸骨圧迫を中断してまで行うべき処置ではないため、アドレナリン投与を考慮される条件を満たしていても、蘇生に関わる人員の問題などがある場合には、無理に行う処置ではないことに留意する。

（日根 幸太郎）

第4章 新生児 ❶ 新生児蘇生

2. 一般名 **生理食塩液**

商品名：**大塚生食注、テルモ生食、生食液NS**

注射　点滴　大塚生食注

注射　点滴　テルモ生食

- **薬価**：大塚生食注…水性注射薬（20mL）1管 62.00円、（100mL）1瓶 130.00円、（250mL）1瓶 159.00円、（500mL）1瓶/1袋 182.00円、（1,000mL）1瓶/1袋 237.00円、テルモ生食…生理食塩液1袋（100mL）130.00円、（250mL）159.00円、（500mL）182.00円、（1,000mL）237.00円

- **使用方法**：10mL/kgを臍帯静脈や末梢静脈路から5～10分かけて投与。反応が不良の場合にはもう一度同量を投与。明らかな大量の循環血液量減少が疑われる際には繰り返し投与も行う。投与する際は20mLまたは30mLの注射器を使用することが推奨される。

- **適応**：胎盤早期剝離、前置胎盤、臍帯からの出血、母胎間輸血、双胎間輸血症候群などの病態があり、また病歴は不明でも明らかな循環血液量の減少によるショックのために十分な蘇生の効果が得られていないと考えられる場合。

- **慎重投与**：心臓、循環器系機能障害のある患者（心臓循環器系機能障害が悪化する恐れがある）、腎障害のある患者（腎障害が悪化する恐れがある）。

- **作用**：分娩前後での明らかな循環血液量の減少によるショックのため十分な蘇生の効果が得られない場合に使用する。有効細胞外液量の維持と循環機能の安定化を目的とする。また、一時的に血漿量を維持する目的でも使用される。細胞外液とほぼ等張で細胞傷害性がないため、医薬品の溶解や皮膚・粘膜の洗浄剤としても使用される。

- **副作用**：大量・急速投与による障害（頻度不明）として血清電解質異常、うっ血性心不全、浮腫、アシドーシスが添付文書[1]には記載されているが、実際新生児の蘇生の現場では関連性が低いと思われる。

投与管理のポイント

- 循環血液量補充の目的で使用が推奨されるものに、生理食塩水以外にも乳酸リンゲル液、胎児期から貧血が予想される場合は O 型 Rh(−)の濃厚赤血球も使用できる。投与後の反応が不良の場合には繰り返し投与も考慮される。
- 新生児蘇生の現場には必ず準備をしておくことが重要である。用途に応じて注射器シリンジのサイズを使い分けることが効率よく薬剤投与するために重要である。

くすこれ ３ ポイント！

❶ 循環血液量減少が疑われ、十分な新生児蘇生の効果が得られない場合に使用する。

❷ 原液で使用し、投与量は 10mL/kg/dose を臍帯静脈か末梢静脈路から 5〜10 分で投与する。

❸ アドレナリンなどの薬物投与後の後押しでも使用する。

新生児予後

失血の既往がない場合には基本的には循環血液増量薬の適応はないが、その他に明らかな原因を認めず失血も否定できないときは使用を考慮してもよい。

(日根 幸太郎)

第4章 新生児 ❶ 新生児蘇生

3. 一般名 炭酸水素ナトリウム

商品名：メイロン®、炭酸水素 Na「フソー」、炭酸水素ナトリウム「ケンエー」「NikP」

点滴　メイロン®

点滴　炭酸水素 Na 静注 8.4%PL「フソー」

- **薬価：** メイロン®…静注液（8.4% 20mL）1管 96.00円、（8.4% 250mL）1袋 216.00円、炭酸水素 Na 静注 8.4%PL「フソー」…静注液（8.4% 20mL）1管 96.00円

- **使用方法：** 蒸留水で2倍に希釈し、約4.2%炭酸水素ナトリウム溶液（0.5mEq/mL）として1回 2〜4mL/kg を 1mL/kg/分以上かけて投与。投与には 10mL の注射器を使用することが推奨される。

- **適応：** 十分な人工呼吸管理がなされているにもかかわらず、代謝性アシドーシスが明らかにあって、循環動態の改善を妨げている場合。

- **禁忌：** 気管挿管チューブからの気管内投与。

- **作用：** 直接 HCO_3^- を補給し、アルカリ化剤として作用する。したがって、生体内の代謝異常または諸疾患に起因する体液中の酸性物質の発生または停滞によって起こるアシドーシスに用いて体液を正常な pH に戻す。

- **副作用：** 過剰投与で、アルカローシス、高ナトリウム血症、低カリウム血症、血液凝固時間延長、テタニー。神経系には、口唇しびれ感、知覚異常。投与部位には、血管痛。その他に、発熱、全身冷感、不快感、貧血、悪心、徐脈など。

投与管理のポイント

- 炭酸水素ナトリウムは気管内投与は禁忌である。必ず血液逆流が確認できる臍帯静脈や末梢静脈路から経静脈的に投与する。

- 臨床現場では市販の 8.4%メイロン®を蒸留水で2倍希釈

して 4.2％炭酸水素ナトリウム溶液（0.5mEq/mL）として 2〜4mL/kg/dose を 1mL/kg/ 分以上かけて投与する。

くすこれ ③ ポイント!

❶ 蒸留水で 2 倍希釈して使用（生理食塩液で希釈は禁忌）。

❷ ハーフメイロンで 2〜4mL/kg/dose を投与。

❸ 挿管チューブからの気管内投与は禁忌。

新生児予後・・・・・・・・・・・・・・・・・・・・・・・・・・・・・・・・・・・・・・

頭蓋内出血のリスクがあるため投与については議論があるが、十分な人工呼吸管理がなされているにもかかわらず代謝性アシドーシスが全身状態を悪化させていると予想される症例については投与を検討する。

・・

（日根 幸太郎）

4. 一般名 パリビズマブ（遺伝子組換え）

商品名：**シナジス®**

注射　シナジス®

- **薬価**：シナジス®…筋注液（50mg 0.5mL）1 瓶 59,912.00 円、（100mL 1mL）1 瓶 118,064.00 円
- **使用方法**：1 回 15mg/kg を筋注。RSV 流行時期に合わせて月 1 回投与。投与時期は年・地域によって変わるので注意。
- **適応**：RS ウイルス感染流行初期において、①在胎期間 28 週以下の早産で、12 カ月齢以下の児、②在胎期間 29〜35 週の早産で、6 カ月齢以下の児、③過去 6 カ月以内に気管支肺異形成症（BPD）の治療を受けた 24 カ月齢以下の児、④ 24 カ月齢以下の血行動態に異常のある先天性心疾患（CHD）の児、⑤ 24 カ月齢以下の免疫不全を伴う児、⑥ 24 カ月齢以下のダウン症候群の児。
- **禁忌**：同薬剤に対してアレルギーのある児。
- **作用**：RS ウイルス抗原部位 A 領域に対する特異的ヒト化モノクローナル抗体であり、ウイルスの感染性を中和し、ウイルスの複製および増殖を抑える。
- **副作用**：注射部位反応、発熱、発疹、鼻咽頭炎、気管支炎、上気道炎、ショック、血小板減少などが報告されている。

投与管理のポイント

- RS ウイルスの流行期は従来では 9 月〜翌年 3 月とされていたが、気候変動の影響を受け、流行時期が不定期となり推定することが困難になっている。

くすこれ 3 ポイント!

❶ RS ウイルス感染による重篤な下気道感染症の発症抑制が目的。

❷ 35 週以下の早産児と BPD、CHD、免疫不全、ダウン症候群が対象。

❸ 投与量 15mg/kg で、RS ウイルス流行期に月に 1 回筋注する。

新生児予後・・・・・・・・・・・・

　シナジス®注射により RS ウイルス感染を予防するものではなく、下気道感染による入院率を下げるものである。

・・・・・・・・・・・・・・・・・・・・・・・・・・・・・・

(日根 幸太郎)

第4章 新生児

❷ RSV感染

5. 一般名 メナテトレノン

商品名：ケイツー®

内服　ケイツー®シロップ　　　注射　ケイツー®

- **薬価：** ケイツー®…シロップ剤（0.2% 1mL）25.90 円、ケイツー®N…静注剤（10mg）1 管 75.00 円
- **使用方法：** 合併症を持たない正期産児に対する予防投与方法としては、ケイツー®シロップ 1mL（メナテトレノンとして 2mg）を出生時・産科退院時・1 カ月健診時の計 3 回投与。1 カ月健診の時点で母乳栄養が主体の場合には、それ以降のビタミン K 欠乏性出血症（VKDB）を予防するために、出生後 3 カ月までケイツー®シロップを週 1 回投与する方法もある。
- **適応：** 新生児ビタミン K 欠乏性出血症、胆道閉鎖・胆汁分泌不全による低プロトロンビン血症、新生児低プロトロンビン血症。
- **禁忌：** 本剤の成分に対し過敏症の既往のある患者（実際の臨床の現場で投与禁忌になる新生児症例はないだろう）。
- **作用：** 血液凝固因子（II、VII、IX、X）の蛋白合成過程でグルタミン酸残基が生理活性を有する γ - カルボキシグルタミン酸に変換する際のカルボキシル化反応に関与し、正常プロトロンビンなどの肝合成を促進し、生体の止血機構を賦活して生理的に止血作用を発現する。
- **副作用：** 過敏症、ショック。

投与管理のポイント

- 新生児・乳児において、ビタミン K は胎盤移行性が悪く、出生時の備蓄が少ない、母乳中の含有量が少ない、腸管吸収能が低くビタミン K エポキシド還元酵素活性が低い、主力腸内細菌である *Bifidobacterium* はビタミン K を産生しない、ビタミン K 依存性凝固因子の血中濃度が低いなどの理由から、容易にビタミン K 欠乏に陥りやすい。

●ケイツー®シロップ1mLを計3回投与する方法への留意点として「我が国およびEU諸国での調査で乳児ビタミンK欠乏性出血症の報告がある。このような症例の発症予防のため、出生後3カ月までビタミンK₂シロップを週1回投与する方法もある」とガイドライン[1]への記載がある。

くすこれ 3 ポイント!

❶ 正常新生児では必ずルーチンで投与が必要。

❷ ケイツー®シロップ1mL（2mg）を3回投与（出生時、産科退院時、1カ月健診時）が推奨されている。

❸ 早産児や合併症を持つ正期産児、治療的投与は、ガイドラインに準じて症例ごとに投与量を考慮する[1]。

新生児予後

VKDBは、出生後24時間以内に発症するearly VKDB、24時間以降7日までに発症するlate VKDBに大別される。early VKDBでは皮膚粘膜消化管出血が多く、late VKDBでは特発性と胆道閉鎖症などの胆汁分泌障害や遷延下痢、抗菌薬投与などによる二次性に分類され頭蓋内出血で発症することが多く予後不良であり、予防が重要となる。

Topics　新生児・乳児VKDBに対するビタミンK製剤投与の改訂ガイドライン（修正版）が2011年に小児科学会から発行されている。各自参考にされたい[1]。

（日根 幸太郎）

他科の薬 2部

1. 一般名 プレドニゾロン 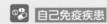 自己免疫疾患

商品名：プレドニン®、プレドニゾロン

- **分類**：副腎皮質ホルモン製剤。
- **使用方法**：1日5〜60mgを1〜4回に分けて内服。年齢、症状により適宜増減。
- **注意**：副作用の発現に十分な配慮と観察を行う。長期間使用している場合は、徐々に漸減する。
- **副作用**：誘発感染症、感染症の増悪、糖尿病、消化管潰瘍、膵炎、精神変調、骨粗鬆症など。

助産師's Check!

❶ 関節リウマチ、全身性エリテマトーデス、炎症性腸疾患などの治療薬に用いられる。

❷ プレドニゾロンに催奇形性はなく、胎盤通過性が低いので妊婦でも安心して使用できる。妊娠中は10〜15mg/日までで管理する。

❸ パルス治療中（短期間、集中的に大量投与する治療）以外は、授乳可能である。

---

2. 一般名 サラゾスルファピリジン 自己免疫疾患

商品名：サラゾピリン®、アザルフィジン®EN、サラゾスルファピリジン®

- **分類**：抗リウマチ薬。
- **使用方法**：1日4〜8錠（2〜4g）を4〜6回に分けて内服。
- **注意**：投与開始前に必ず血液検査（血液像、肝機能、腎機能）を実施。投与中は臨床症状を十分観察し、定期的に血液検査を行う。
- **副作用**：再生不良性貧血、汎血球減少症、皮膚障害、過敏症症候群、肺炎、腎障害など。

助産師's Check!

❶ 関節リウマチ、炎症性腸疾患などの治療薬に用いられる。

❷ 妊娠中の使用は安全である。

❸ 児に血性下痢の報告はあるが頻度は高くないため、注意しながらの授乳は可能である。

（米田 徳子）

超短時間作用型β₂刺激薬（SABA） 気管支喘息

プロカテロール塩酸塩水和物、サルブタモ

3~5. 一般名 ール硫酸塩、フェノテロール臭化水素酸塩

商品名：メプチンエアー®、サルタノール®、ベロテック®

- **作用**：気管支拡張作用。
- **使用方法**：加圧式吸入器の場合、喘息発作時に1回2吸入。効果不十分なときは20分空けて1~2吸入を追加、1日4回まで。吸入薬として、軽症喘息患者の発作時に用いる。効果発現が早く、手軽に使用できる。
- **副作用**：頻脈、頭痛、筋力低下、呼吸困難、手の震え。

助産師's Check!

❶ 妊娠中は喘息発作を起こさないように注意！：妊婦の喘息は、胎児の低酸素状態を引き起こす。発作時はすぐ使用するように指導する。

❷ SABAは発作が週2回未満の軽症喘息例に用いる。頻度がそれより高い場合は、吸入ステロイドとの合剤の併用を検討する。SABAのみを安易に使用し過ぎない。

吸入ステロイド（ICS） 気管支喘息

6~8. 一般名 ブデソニド、フルチカゾンプロピオン酸エステル、ベクロメタゾンプロピオン酸エステル

商品名：パルミコート®、フルタイド®、キュバール®

- **作用**：気管支に対する局所的な抗炎症作用。
- **使用方法**：吸入薬として、軽症持続型喘息例に用いる。
- **副作用**：吸入ステロイドは局所的に作用し、胎児への影響はない。

助産師's Check!

❶ 喘息発作は予防が大事！：妊婦の喘息は胎児の低酸素状態を引き起こす。ステロイド吸入は妊婦でも安全性が高く、安易に中止しないよう指導する。

❷ 薬剤の使い分け：ICSは軽症持続型（週3~6日または1カ月3晩以上の発作がある例）で、長時間作用型β₂刺激薬（LABA）/ICS合剤は中症持続型（ほぼ毎日あるいは1週間に1晩以上の発作のある例）で使用する。

（川端 伊久乃）

吸入ステロイド・β₂刺激薬配合剤 🔲 気管支喘息

9〜11. ─般名 サルメテロールキシナホ酸塩・フルチカゾンプロピオン酸エステル配合、ブデソニド・ホルモテロールフマル酸塩水和物配合、フルチカゾンプロピオン酸エステル・ホルモテロールフマル酸塩水和物配合

商品名：**アドエア®**、**シムビコート®**、**フルティフォーム®**

- ●**作用**：12〜24時間継続する気管支拡張作用、ICSとの合剤が多い。
- ●**使用対象**：吸入薬として、中等症以上の喘息例に予防的に用いる。
- ●**副作用**：吸入ステロイドは局所的に作用し、胎児への影響はない。

> 助産師's Check! ⇃
> 吸入ステロイド（ICS）を参照（p.229）。

(川端 伊久乃)

12. ─般名 オロパタジン塩酸塩 💊 アレルギー

商品名：**アレロック®**

- ●**適応と作用**：アレルギー性鼻炎、蕁麻疹、皮膚疾患など（選択的ヒスタミンH₁受容体拮抗作用）。
- ●**禁忌・配合禁忌**：特になし（過敏症）。

> 助産師's Check! ⇃
> ❶「その症状はいつからある？」を見極める。
> ❷「その症状はどこがメイン？」を見極める。
> ❸ 眠気に注意！：症状が妊娠前からなのか、妊娠の影響による新たな症状なのかで治療が変わるため問診は重要。基本はアレルゲン回避と生理食塩液による鼻腔洗浄など局所対応だが、日本では比較的軽症でも内服の抗ヒスタミン薬が処方される傾向がある。個人差が大きいが強い眠気を催すことがある（アレグラ® ＜アレロック® ＝ザイザル®）ため、生活に即した処方を意識したい[1, 2]。

(永井 立平)

Other アレルギー

13. 一般名 モメタゾンフランカルボン酸エステル水和物

商品名：ナゾネックス®、アズマネックス®ツイストヘラー

- **適応と作用：**点鼻（噴霧式）。アレルギー性鼻炎（抗アレルギー、抗炎症作用）。
- **禁忌・配合禁忌：**特になし（過敏症）。

助産師's Check!
> オロパタジン塩酸塩を参照（p.230）。

（永井 立平）

14. 一般名 オセルタミビルリン酸塩 💊 インフルエンザ

商品名：タミフル®

- **適応：**A型・B型インフルエンザウイルス感染症の治療・予防。
- **分類：**抗ウイルス薬。
- **使用方法：**タミフル®カプセル…治療としては、1回75mgを1日2回内服、5日間。予防としては、1回75mgを1日1回内服、7〜10日間。
- **副作用：**ショック、肺炎、肝機能障害、急性腎障害、精神・神経症状、異常行動、皮膚障害など。

助産師's Check!
❶ 妊婦ではインフルエンザが重症化しやすいが、発症から48時間以内に服用を開始することで重症化を防げるため、速やかに内服する。
❷ オセルタミビルリン酸塩（タミフル®）の胎児催奇形性はなく、胎児に悪影響を及ぼさないことが分かっているため[1, 2]、妊婦も安全に使用できる。
❸ 薬剤の母乳移行は少ないため、授乳中でも安心して服用できる。

（米田 徳子）

15. ―般名 ザナミビル水和物 💊🎵 インフルエンザ

商品名：リレンザ®

● **適応：** A型・B型インフルエンザウイルス感染症の治療・予防。

● **分類：** 抗ウイルス薬。

● **使用方法：** 治療としては、1回10mg（2ブリスター）を1日2回5日間、予防としては、1回10mg（2ブリスター）を1日1回10日間、専用の吸入器を用いて吸入する。

● **副作用：** ショック、アナフィラキシー、気管支攣縮、呼吸困難、皮膚障害、異常行動、悪心・嘔吐、など。

助産師's Check!

❶ 妊婦ではインフルエンザが重症化しやすいが、発症から48時間以内に速やかに服用開始することで重症化を防げる[1]。

❷ 胎児や妊婦への悪影響は報告されておらず、薬剤の母乳移行も少ないため、妊婦や授乳中でも安心して服用できる[2]。

（米田 徳子）

16. ―般名 アセトアミノフェン配合剤 💊 感冒

商品名：SG配合顆粒、PL配合顆粒、ペレックス®配合顆粒

● **分類：** 総合感冒薬、解熱鎮痛薬。

● **使用方法：** SG配合顆粒…通常、成人1回1g（分包品1包）を1日3～4回内服。頓用の場合には、1～2g（分包品1～2包）を服用。なお、年齢、症状により適宜増減する。ただし、1日最大4g（分包品4包）までとする。

● **副作用：** ショック、出血傾向、発疹、蕁麻疹、胃痛、悪心、眠気、肝機能障害、腎機能障害。

助産師's Check!

❶ 抗ヒスタミン剤が含まれ、眠気を伴うことがあるため特に内服後数時間は車の運転などを控えるように注意を促す。

❷ 近年国内において妊娠後期のアセトアミノフェン投与による胎児動脈管収縮の注意喚起がなされているが、その根拠は動物実験のデータ（しかも通常の15倍量の大量投与）であり、現時点ではエビデンスに乏しい。

（住江 正大）

17. 一般名 葛根湯（カッコントウ）

💊 感冒

商品名：ツムラ葛根湯顆粒（1）、クラシエ葛根湯細粒（KB-1、EK-1）クラシエ葛根湯錠（EKT-1）

● **分類：**漢方薬。
● **使用方法：**成人は1日7.5gを2〜3回に分割し、食前または食間に内服。なお、年齢、体重、症状により適宜増減する。
● **副作用：**胃の不快感、動悸、不眠、肝機能障害。

助産師's Check!

❶ 乳腺炎の治療薬としてもよく用いられるように、抗炎症作用を有する。

❷ 歴史も古く最も有名といっても過言ではない漢方薬である葛根湯であるが、胎児に対して安全であると科学的に証明されてはいない。

（住江 正大）

18. 一般名 バルプロ酸ナトリウム 💊 てんかん

商品名：デパケン®、バルプロ酸Na

● **分類：**抗てんかん薬、躁病・躁状態治療薬、片頭痛治療薬。
● **使用方法：**400〜1,200mgを1日2〜3回に分けて内服。
● **副作用：**観察研究によって、抗てんかん薬の中で、最も催奇形性が高い薬であることが示されている[1]。胎児に顔面や外表の奇形、神経管欠損、心臓血管奇形などが生じ、特徴的であることからバルプロ酸症候群と呼ばれている。妊娠中のバルプロ酸ナトリウムの内服は、約11%の頻度で先天奇形と関連していると報告されている[2]。また、幼児期の認知・言語・精神運動遅延のリスクが高く、自閉症のリスクも高くなる可能性がある。これらの胎児への影響は、用量依存性である。

助産師's Check!

❶ 抗てんかん薬の中で、胎児の催奇形性が高く、神経発達への悪影響が高い薬剤である。

❷ 妊娠前に他の抗てんかん薬への変更が望ましいが、てんかんのコントロールを優先する。

（高倉 翔・田中 博明）

19. 一般名 カルバマゼピン てんかん

商品名：カルバマゼピン、テグレトール®

● **分類**：抗てんかん薬、躁状態治療薬。

● **使用方法**：最初 1 日量 200〜400mg を 1〜2 回に分けて内服し、至適効果が得られるまで徐々に増量する。1 日最大量は 1,200mg。

● **副作用**：非内服女性と比較して、胎児奇形の発症頻度は増加しないことが報告されている[1]。ただし、口蓋裂・二分脊椎の発症頻度が増加するとする報告もある[2]。単剤での使用であれば、神経発達への影響は少ないと考えられている[1]。

助産師's Check!

❶ 胎児の催奇形性が低く、神経発達への影響が少ない薬剤である。

❷ 口蓋裂・二分脊椎の発症率が増加するとの報告もあり、注意が必要である。

20. 一般名 ラモトリギン てんかん

商品名：ラモトリギン、ラミクタール®

● **分類**：抗てんかん薬、双極性障害治療薬。

● **使用方法**：最初の 2 週間は 1 日 25mg を 1 日 1 回内服し、次の 2 週間は 1 日 50mg を 1 日 1 回内服し、5 週目は 1 日 100mg を 1 日 1〜2 回に分けて内服。その後は、1〜2 週間ごとに 1 日量として最大 100mg ずつ漸増する。1 日最大量は 400mg。

● **副作用**：多くの報告では催奇形性は増加しないとされ[1,2]、神経発達に関する影響も少ないとされている。てんかんを有する妊婦における原因不明の突然死（SUDEP）の女性の多くがラモトリギンを内服していたとの報告がある。

助産師's Check!

❶ 胎児の催奇形性が低く、神経発達への影響が少ない薬剤である。

❷ ラモトリギンを内服している場合、SUDEP との関連性が報告されており、注意が必要である。

（高倉 翔・田中 博明）

21. 一般名 五苓散（ゴ レイ サン）

 漢方薬

商品名：ツムラ五苓散顆粒(17)、コタロー五苓散細粒(N17)、クラシエ五苓散細粒(KB-17、EK-17)、クラシエ五苓散錠(EKT-17)

● **使用方法**：顆粒、細粒、錠剤で、分2または3、食前に内服。

● **副作用**：発疹、発赤、掻痒など。

助産師's Check!

❶ 漢方における代表的な利水薬であり、組織や血管外に溜まった水分を血管内に戻し、尿量を増加させる効果があるとされている。

❷ 浮腫や水溶性下痢に有効とされるほか、めまい、悪心・嘔吐や頭痛にも効果がある。これらの症状は妊娠中に多く認められるものなので、妊婦に処方される機会は多い。

❸ 嘔吐や下痢、浮腫などの水に関するトラブルには有効と覚えておくべき処方である。

22. 一般名 小青竜湯（ショウセイリュウトウ）

漢方薬

商品名：ツムラ小青竜湯顆粒(19)、コタロー小青竜湯細粒(N19)、クラシエ小青竜湯細粒(KB-19、EK-19)、クラシエ小青竜湯錠(EKT-19)

● **使用方法**：顆粒、細粒、錠剤で、分2または3、食前に内服。

● **副作用**：偽アルドステロン症、ミオパシー、肝機能障害など。

助産師's Check!

❶ 適応は水様の痰、水様鼻汁、アレルギー性鼻炎、気管支喘息などであり、鼻汁が止まらない感冒、花粉症、喘息などに有効とされている。

❷ 漢方の中でも即効性のある薬とされ、1回内服しただけで症状の改善を認めるとされており、花粉症や気管支喘息の場合は抗アレルギー薬と併用することもある。

❸ 抗アレルギー薬とは異なり眠気の副作用がなく、妊婦にも使いやすい処方である。

（田嶋 敦）

23. 一般名 当帰芍薬散 （トウキ シャクヤクサン）

 漢方薬

商品名：**ツムラ当帰芍薬散顆粒(23)、コタロー当帰芍薬散細粒(N23)、クラシエ当帰芍薬散細粒(KB-23、EK-23)、大杉当帰芍薬散錠(SG-23T)**

- **使用方法：** 顆粒、細粒、錠剤で、分 2 または 3、食前に内服。
- **副作用：** 発疹、掻痒、肝機能障害、食欲不振、胃部不快感など。

助産師's Check!

❶ 産婦人科の三大漢方薬の一つで、血液の巡りをよくして体を温める効果があるとされている。

❷ 更年期障害、月経不順、月経痛などでおなじみであるが、古来「安胎薬」として知られていて、妊娠中の諸病という適応があり、産前産後の不調（貧血、疲労倦怠、めまい、むくみ）に使われる。

❸ 子宮収縮の抑制効果があるとされ、切迫早産にも効果があるとされる。またリトドリン塩酸塩の副作用である頻脈を緩和させる効果があるとされ、併用されることもある。

---

24. 一般名 麦門冬湯 （バクモンドウトウ）

 漢方薬

商品名：**ツムラ麦門冬湯顆粒（29）、コタロー麦門冬湯細粒（N29）、マツウラ麦門冬湯顆粒（EK-29）**

- **使用方法：** 細粒、錠剤で、分 3、食前に内服。
- **副作用：** 間質性肺炎、偽アルドステロン症、ミオパシー、肝機能障害、発疹、蕁麻疹など。

助産師's Check!

❶ 痰の切れにくい咳、気管支炎に適応があり、咳により顔面紅潮している、口やのどが乾燥してイガイガしている、痰があまり出ない乾いた咳が続くときが対象となる。感冒の後に残る長引く咳や声がしわがれたときにも用いられる。

❷ 感冒の漢方といえば葛根湯だが、漢方医学的には妊婦は証が異なり（葛根湯は実証に有効とされるが妊婦は虚証）不適とされている。妊婦の感冒には、小青竜湯や麦門冬湯が症状に合わせて使用されることが多い。

（田嶋 敦）

⑦漢方薬／⑧鎮痛薬

25. 一般名 アセトアミノフェン 鎮痛薬

商品名：カロナール®、アセリオ®、アセトアミノフェン

- **分類：**解熱鎮痛薬。
- **使用方法：**1回300〜1,000mg、投与間隔4〜6時間以上。
- **副作用：**2012年、妊娠末期の使用による胎児動脈管の早期収縮について注意喚起がなされたが、エビデンスは非常に弱い。長期使用による児の神経運動発達障害（注意欠如・多動性障害や自閉スペクトラム症）が報告されている[1]。

助産師's Check!

❶ 妊娠中、比較的安全に使用できる鎮痛薬として勧められる。
❷ 長期使用による児の神経運動発達障害との関連が指摘されているため、漫然と使用すべきではない。

鎮痛薬

26. 一般名 ロキソプロフェンナトリウム水和物

商品名：ロキソニン®、ロキソプロフェンナトリウム

- **分類：**解熱鎮痛薬。
- **使用方法：**添付文書上、妊娠末期のみ禁忌となっているが、妊娠中の使用は極力控えるべきである。内服薬、貼付薬。
- **副作用：**催奇形性は、これまでの疫学研究で否定されている。妊娠初期の長期使用により流産リスクが高まるという報告がある[1]。妊娠末期の使用により胎児動脈管の早期収縮が起こり、新生児遷延性肺高血圧症の原因となることがある。また、可逆的な胎児腎機能低下による羊水過少、新生児の無尿がある[2]。

助産師's Check!

❶ 妊娠中の使用は極力控え、妊娠中に鎮痛薬を使用する場合はアセトアミノフェンが望ましい。
❷ 妊娠末期の使用による胎児動脈管の早期収縮が特に問題となる。

（高倉 翔・田中 博明）

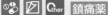

27. —般名 ジクロフェナクナトリウム

商品名：ボルタレン®、ナボール®

- **分類：**解熱鎮痛薬。
- **使用方法：**添付文書上、妊娠中の使用は禁忌となっている。内服薬、貼付薬、坐薬。
- **副作用：**ロキソプロフェンナトリウム水和物と同様、流産リスクの上昇や胎児動脈管の収縮、新生児遷延性肺高血圧症、胎児腎機能低下などがある[1]。ロキソプロフェンナトリウム水和物よりもプロスタグランジン合成阻害作用が強く、動脈管収縮作用も強い[2]。

助産師's Check!
❶ 妊娠中の使用は原則、禁忌である。妊娠中の鎮痛薬は、アセトアミノフェンが第一選択薬である。
❷ 胎児・新生児へ与える影響は、ロキソプロフェンナトリウム水和物と同様である。

(高倉 翔・田中 博明)

28. —般名 フェンタニルクエン酸塩 麻酔薬

商品名：フェンタニル

- **分類：**麻薬性鎮痛薬。
- **使用方法：**全身麻酔では 50〜100μg の間欠投与、脊髄くも膜下麻酔では 5〜25μg を併用、無痛分娩の際の硬膜外麻酔では 2μg/mL 程度に調製し併用することが多い。
- **副作用：**他の鎮痛薬と同様に呼吸抑制に注意が必要であるが、脊髄くも膜下麻酔や硬膜外麻酔での使用では、モルヒネと比べ、遅発性呼吸抑制は少ない。ナロキソン塩酸塩で拮抗される。

助産師's Check!
❶ 取り扱いには細心の注意を！：幅広く使用されるが、The「麻薬」である。
❷ 急速に静脈内投与すると筋強直の危険性あり。拮抗薬は「ナロキソン塩酸塩」。

(古川 力三)

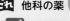

29. 一般名 レボブピバカイン塩酸塩

 麻酔薬

商品名：ポプスカイン®

- **分類：**アミド型局所麻酔薬。
- **使用方法：**局所麻酔薬として、用途に合わせて濃度を調製し使用する。硬膜外無痛分娩では、0.08～0.25%に希釈し使用することが多い。
- **副作用：**硬膜外無痛分娩で使用する際は、比較的使用量が増えることが多いため、局所麻酔薬中毒に注意が必要。

助産師's Check!

❶ 心血管系や神経系への副作用が少なく無痛分娩での使用頻度が高い。

❷ 硬膜外無痛分娩では、患者のバイタルサインや神経学的所見のみならず、胎児心音の変化にも注意！

❸ 局所麻酔薬中毒発生時の対応を今一度チェックすること！

30. 一般名 プロポフォール

  麻酔薬

商品名：プロポフォール、ディプリバン®

- **分類：**静脈麻酔薬。
- **使用方法：**全身麻酔の導入時には 2mg/kg 程度を静脈内投与、麻酔の維持には 4～10mg/kg/ 時程度で持続投与するが、患者の状態に合わせ調整が必要。
- **副作用：**呼吸抑制、舌根沈下、循環抑制（血圧低下）などに注意が必要。

助産師's Check!

❶ 呼吸・循環に大きな影響を与えるため、絶え間ない観察が必要。

❷ 使用する際には、適切なモニタリングを！

（古川 力三）

引用・参考文献

1 部…第 1 章

1. 一般名 メトクロプラミド (p.18)

1) 日本産科婦人科学会／日本産婦人科医会. "CQ201 妊娠悪阻の治療は？". 産婦人科診療ガイドライン：産科編 2020. 東京, 日本産科婦人科学会, 2020, 108-10.
2) 医薬品医療機器総合機構. 医療用医薬品 情報検索. https://www.pmda.go.jp/PmdaSearch/iyakuSearch/ [2020. 11. 30]
3) 浦部晶夫ほか編. 今日の治療薬 2020：解説と便覧. 東京, 南江堂, 2020, 781.

2. 一般名 ジメンヒドリナート (p.20)

1) 日本産科婦人科学会／日本産婦人科医会. "CQ201 妊娠悪阻の治療は？". 産婦人科診療ガイドライン：産科編 2020. 東京, 日本産科婦人科学会, 2020, 108-10.
2) 医薬品医療機器総合機構. 医療用医薬品 情報検索. https://www.pmda.go.jp/PmdaSearch/iyakuSearch/ [2020. 11. 30]
3) 浦部晶夫ほか編. 今日の治療薬 2020：解説と便覧. 東京, 南江堂, 2020, 938.

3. 一般名 プロメタジン塩酸塩 (p.22)

1) 日本産科婦人科学会／日本産婦人科医会. "CQ201 妊娠悪阻の治療は？". 産婦人科診療ガイドライン：産科編 2020. 東京, 日本産科婦人科学会, 2020, 108-10.
2) 医薬品医療機器総合機構. 医療用医薬品 情報検索. https://www.pmda.go.jp/PmdaSearch/iyakuSearch/ [2020. 11. 30]
3) 浦部晶夫ほか編. 今日の治療薬 2020：解説と便覧. 東京, 南江堂, 2020, 359.

4. 一般名 オンダンセトロン塩酸塩水和物 (p.24)

1) 日本産科婦人科学会／日本産婦人科医会. "CQ201 妊娠悪阻の治療は？". 産婦人科診療ガイドライン：産科編 2020. 東京, 日本産科婦人科学会, 2020, 108-10.
2) 医薬品医療機器総合機構. 医療用医薬品 情報検索. https://www.pmda.go.jp/PmdaSearch/iyakuSearch/ [2020. 11. 30]
3) 浦部晶夫ほか編. 今日の治療薬 2020：解説と便覧. 東京, 南江堂, 2020, 939.

5. 一般名 小半夏加茯苓湯 (p.26)

1) 医薬品医療機器総合機構. 医療用医薬品 情報検索. https://www.pmda.go.jp/PmdaSearch/iyakuSearch/ [2020. 11. 30]
2) 浦部晶夫ほか編. 今日の治療薬 2020：解説と便覧. 東京, 南江堂, 2020, 1147.

6. 一般名 **含糖酸化鉄** (p.28)

1) 大井理恵. 貧血治療薬⑲フェジン®⑳フェロミア®. ペリネイタルケア. 35 (4), 2016, 358-60.
2) 日医工. フェジン®静注40mg 適正使用のお願い. 2013. https://www.pmda.go.jp/files/000143849.pdf [2020. 11. 30]
3) 久野道. "造血薬". 薬物治療コンサルテーション 妊娠と授乳. 改訂2版. 伊藤真也ほか編. 東京, 南山堂, 2014, 303-7.
4) フェインジェクト®添付文書.

7. 一般名 **クエン酸第一鉄ナトリウム** (p.30)

1) エーザイ. 医療用医薬品一覧【フェロミア】フェロミアはいつまで投与すれば改善するのか? https://faq-medical.eisai.jp/faq/show/1567?category_id=56&site_domain=faq [2020. 11. 30]
2) エーザイ. 医療用医薬品一覧【フェロミア】フェロミアの吸収率は? https://faq-medical.eisai.jp/faq/show/1566?category_id=56&site_domain=faq [2020. 11. 30]
3) フェロミア®添付文書.
4) 大井理恵. "くすりカタログ 妊娠期のマイナートラブル②貧血". ペリネイタルケア 2019年新春増刊. 大阪, メディカ出版, 2019, 173.

9. 一般名 **センノシド** (p.34)

1) 三井真理. "妊娠・授乳期における医薬品情報". 薬物治療コンサルテーション 妊娠と授乳. 改訂2版. 伊藤真也ほか編. 東京, 南山堂, 2014, 389-92.
2) 林昌洋ほか. "消化器系用薬". 実践 妊娠と薬. 第2版. 林昌洋ほか編. 東京, じほう, 2010, 624-34.

10. 一般名 **ピコスルファートナトリウム水和物** (p.36)

1) 三井真理. "妊娠・授乳期における医薬品情報". 薬物治療コンサルテーション 妊娠と授乳. 改訂2版. 伊藤真也ほか編. 東京, 南山堂, 2014, 389-92.
2) 林昌洋ほか. "消化器系用薬". 実践 妊娠と薬. 第2版. 林昌洋ほか編. 東京, じほう, 2010, 624-34.

11. 一般名 **大腸菌死菌・ヒドロコルチゾン配合** (p.38)

1) Pigot, F. et al. Risk factors associated with hemorrhoidal symptoms in specialized consultation. Gastroenterol Clin Biol. 29(12), 2005, 1270-4.
2) Saleeby, RG. Jr. et al. Hemorrhoidectomy during pregnancy: risk or relief? Dis Colon Rectum. 34(3), 1991, 260-1.
3) 高野正博. 妊娠・分娩と痔疾患. 日本大腸肛門病学会雑誌. 43 (6), 1990, 1077-82.

12. ―般名 ジフルコルトロン吉草酸エステル・リドカイン配合 (p.40)

1) Pigot, F. et al. Risk factors associated with hemorrhoidal symptoms in specialized consultation. Gastroenterol Clin Biol. 29(12), 2005, 1270-4.
2) Saleeby, RG. Jr. et al. Hemorrhoidectomy during pregnancy : risk or relief? Dis Colon Rectum. 34(3), 1991, 260-1.
3) 高野正博. 妊娠・分娩と痔疾患. 日本大腸肛門病学会雑誌. 43 (6), 1990, 1077-82.

13. ―般名 メトクロプラミド (p.42)

1) Matok, I. et al. The safety of metoclopramide use in the first trimester of pregnancy. N Engl J Med. 360(24), 2009, 2528-35.

16. ―般名 ヒドロコルチゾン酪酸エステル (p.48)

1) 青山卓夫ほか. Hydrocortisone-17α-butyrate (H・17B) のマウスおよびラットにおける催奇形性試験. 応用薬理. 8(7), 1974, 1035-47.

17. ―般名 ジフェンヒドラミン (p.50)

1) Heinonen, OP. et al. Birth Defects and Drugs in Pregnancy. Littleton, Publishing Sciences Group, 1977, 322-34.

19. ―般名 アスピリン (p.54)

1) 日本産科婦人科学会／日本産婦人科医会. "CQ204 反復・習慣流産の取り扱いは?". 産婦人科診療ガイドライン：産科編2017. 東京, 日本産科婦人科学会, 2017, 135-41.
2) 日本医療研究開発機構委託事業. Fuiku-Labo フイクラボ.
http://fuikujp/ [2020. 12. 2]

20. ―般名 ヘパリンカルシウム (p.56)

1) 日本産科婦人科学会／日本産婦人科医会. "CQ204 反復・習慣流産の取り扱いは?". 産婦人科診療ガイドライン：産科編2017. 東京, 日本産科婦人科学会, 2017, 135-41.
2) 日本医療研究開発機構委託事業. Fuiku-Labo フイクラボ.
http://fuikujp/ [2020. 12. 2]

21. ―般名 リトドリン塩酸塩 (p.58)

1) Ogawa, K. et al. Beta-2 receptor agonist exposure in the uterus associated with subsequent risk of childhood asthma. Pediatr Allergy Immunol. 28 (8), 2017, 746-53.

23. 一般名 ヒドロキシプロゲステロンカプロン酸エステル (p.62)

1) 塩﨑有宏ほか. "切迫早産、早産予防①黄体ホルモン". 周産期のくすり大事典. ペリネイタルケア 2019 新春増刊. 大阪, メディカ出版, 2019, 42-43,180.
2) 奥田宣弘ほか. Progenin depot の臨床応用. 産科と婦人科. 34 (5), 1959, 529-32.
3) Janerich, DT. et al. Oral contraceptives and congenital limb-reduction defects. New Engl J Med. 291 (14), 1974, 697-700.

24. 一般名 リトドリン塩酸塩 (p.64)

1) American College of Obstetricians and Gynecologists. Practice Bulletin No. 171 : Management of Preterm Labor. Obstet Gynecol. 128 (4), 2016, e155-64.
2) Hearne, AE. et al. Therapeutic agents in preterm labor : tocolytic agents. Clin Obstet Gynecol. 43 (4), 2000, 787-801.

25. 一般名 硫酸マグネシウム・ブドウ糖配合 (p.66)

1) Costantine, MM. et al. Effects of antenatal exposure to magnesium sulfate on neuroprotection and mortality in preterm infants : a meta-analysis. Obstet Gynecol. 114 (2 Pt 1), 2009, 354-64.
2) American College of Obstetricians and Gynecologists. Practice Bulletin No. 171 : Management of Preterm Labor. Obstet Gynecol. 128 (4), 2016, e155-64.

26. 一般名 ニフェジピン (p.68)

1) Hearne, AE. et al. Therapeutic agents in preterm labor : tocolytic agents. Clin Obstet Gynecol. 43 (4), 2000, 787-801.
2) American College of Obstetricians and Gynecologists. Practice Bulletin No. 171 : Management of Preterm Labor. Obstet Gynecol. 128 (4), 2016, e155-64.
3) Flenady, V. et al. Calcium channel blockers for inhibiting preterm labour and birth. Cochrane Database Syst Rev. 2014 (6), 2014, CD002255.

27. 一般名 ベタメタゾン (p.70)

1) Crowther, CA. et al. Repeat doses of prenatal corticosteroids for women at risk of preterm birth for improving neonatal health outcomes. Cochrane Database Syst Rev. 2015 (7), 2015, CD003935.
2) Saccone, G. et al. Antenatal corticosteroids for maturity of term or near term fetuses : systematic review and meta-analysis of randomized controlled trials. BMJ. 355, 2016, i5044.
3) NICE (National Institute for Health and Care Excellence) guideline. https://www.nice.org.uk/guidance/ng25/chapter/Recommendations# maternal-corticosteroids [2020. 12. 9] .

28. 一般名 デキサメタゾンリン酸エステルナトリウム (p.72)

1) Crowther, CA. et al. Repeat doses of prenatal corticosteroids for women at risk of preterm birth for improving neonatal health outcomes. Cochrane Database Syst Rev. 2015 (7), 2015, CD003935.
2) Saccone, G. et al. Antenatal corticosteroids for maturity of term or near term fetuses : systematic review and meta-analysis of randomized controlled trials. BMJ. 355, 2016, i5044.
3) NICE (National Institute for Health and Care Excellence) guideline. https://www.nice.org.uk/guidance/ng25/chapter/Recommendations# maternal-corticosteroids [2020. 12. 9] .

33. 一般名 メチルドパ水和物 (p.82)

1) 日本高血圧学会高血圧治療ガイドライン作成委員会編. 高血圧治療ガイドライン 2019. 東京, ライフサイエンス出版, 2019, 304p.

34. 一般名 ラベタロール塩酸塩 (p.84)

1) NICE guideline [NG133]. Hypertension in pregnancy : diagnosis and management.
https://www.nice.org.uk/guidance/ng133/chapter/Recommendations [2020. 12. 10]

35. 一般名 ニカルジピン塩酸塩 (p.86)

1) 大野泰正. 子癇, 脳出血合併妊婦の診断管理法, 母体搬送体制の検討：分娩時発症型を中心として. 日本周産期・新生児医学会雑誌. 44 (4), 2008, 1088-92.
2) Yoshimatsu, J. et al. Factors contributing to mortality and morbidity in pregnancy-associated intracerebral hemorrhage in Japan. J Obstet Gynaecol Res. 40 (5), 2014, 1267-73.
3) 日本妊娠高血圧学会編. 妊娠高血圧症候群の診療指針 2015. 東京, メジカルビュー社, 2015, 252p.

36. 一般名 ニカルジピン塩酸塩 (p.88)

1) 日本妊娠高血圧学会編. "CQ3. 妊娠高血圧症候群における降圧薬の選択とその使用法は？". 妊娠高血圧症候群の診療指針 2015. 東京, メジカルビュー社, 2015, 97-101.
2) Briggs, GG. et al. "Nicardipine". Drugs in Pregnancy and Lactation. 11th ed. Philadelphia, Wolters Kluwer, 2017, 1020-1.

37. 一般名 硫酸マグネシウム・ブドウ糖配合 (p.90)

1) 日本妊娠高血圧学会編．"CQ5. HELLP 症候群の薬物療法は？"．妊娠高血圧症候群の診療指針 2015．東京，メジカルビュー社，2015, 150.

2) 日本産科婦人科学会．"CQ309-3 妊産褥婦がけいれんを起こしたときの反応は？"．産婦人科診療ガイドライン：産科 2020．東京，日本産科婦人科学会，2020, 177-80.

3) Briggs, GG. et al. "Magnesium sulfate". Drugs in Pregnancy and Lactation. 11th ed. Philadelphia, Wolters Kluwer, 2017, 874-7.

38. 一般名 ベタメタゾン (p.92)

1) 日本産科婦人科学会／日本産婦人科医会．"CQ312 妊産褥婦に HELLP 症候群・臨床的急性脂肪肝を疑ったら？"．産婦人科診療ガイドライン：産科編 2020．東京，日本産科婦人科学会，2020, 189-92.

2) 日本妊娠高血圧学会編．"CQ5. HELLP 症候群の予防管理は？"．妊娠高血圧症候群の診療指針 2015．東京，メジカルビュー社，2015, 149-50.

3) Briggs, GG. et al. "Betamethasone". Drugs in Pregnancy and Lactation. 11th ed. Philadelphia, Wolters Kluwer, 2017, 147-9.

40〜44. 一般名 インスリンアスパルトほか (p.96)

1) 小林浩子．様々なインスリン製剤と注入器．ノボノルディスク．https://www.club-dm.jp/novocare_all_in/pen-club/pen-club1.html [2020.12.11]

2) 日本糖尿病・妊娠学会編．妊婦の糖代謝異常 診療・管理マニュアル．改訂第 2 版．東京，メジカルビュー社，2018, 212p.

45〜49. 一般名 シタグリプチンリン酸塩水和物ほか (p.98)

1) 日本産科婦人科学会／日本産婦人科医会．"CQ104-3 添付文書上いわゆる禁忌の医薬品のうち，妊娠初期のみに使用された場合，臨床的に有意な胎児への影響はないと判断してよい医薬品は？"．産婦人科診療ガイドライン：産科編 2020．東京，日本産科婦人科学会，2020, 67-9.

50. 一般名 チアマゾール (MMI) (p.100)

1) 荒田尚子．抗甲状腺薬に関する POEM スタディの概要．日本臨床．70 (11), 2012, 1976-82.

54. 一般名 スピラマイシン (p.108)

1) 日本産科婦人科学会／日本産婦人科医会．"CQ604 妊婦のトキソプラズマ感染については？"．産婦人科診療ガイドライン：産科編 2020．東京，日本産科婦人科学会，2020, 300-3.

55. 一般名 スピラマイシン酢酸エステル (p.110)

1) 日本産科婦人科学会／日本産婦人科医会. "CQ604 妊婦のトキソプラズマ感染については？". 産婦人科診療ガイドライン：産科編 2020. 東京, 日本産科婦人科学会, 2020, 300-3.

56. 一般名 乾燥弱毒生水痘ワクチン (p.112)

1) 日本産科婦人科学会／日本産婦人科医会. "CQ611 妊産褥婦の水痘感染については？". 産婦人科診療ガイドライン：産科編 2020. 東京, 日本産科婦人科学会, 2020, 323-5.

57. 一般名 アシクロビル (p.114)

1) American College of Obstetricians and Gynecologists. Practice bulletin no.151 : Cytomegalovirus, parvovirus B19 , varicella zoster, and toxoplasmosis in pregnancy. Obstet Gynecol. 125 (6), 2015 , 1510-25.
2) 日本産科婦人科学会／日本産婦人科医会. "CQ611 妊産褥婦の水痘感染については？". 産婦人科診療ガイドライン：産科編 2020. 東京, 日本産科婦人科学会, 2020, 323-5.

58. 一般名 アシクロビル (p.116)

1) 日本産科婦人科学会／日本産婦人科医会. "CQ608 妊娠中に性器ヘルペス病変を認めた時の対応は？". 産婦人科診療ガイドライン：産科編 2020. 東京, 日本産科婦人科学会, 2020, 313-5.
2) 日本産科婦人科学会／日本産婦人科医会. "CQ103 性器ヘルペスの診断と治療は？". 産婦人科診療ガイドライン：婦人科外来編 2020. 東京, 日本産科婦人科学会, 2020, 6-8.

59. 一般名 バラシクロビル塩酸塩 (p.118)

1) 日本産科婦人科学会／日本産婦人科医会. "CQ608 妊娠中に性器ヘルペス病変を認めた時の対応は？". 産婦人科診療ガイドライン：産科編 2020. 東京, 日本産科婦人科学会, 2020, 313-5.
2) 日本産科婦人科学会／日本産婦人科医会. "CQ103 性器ヘルペスの診断と治療は？". 産婦人科診療ガイドライン：婦人科外来編 2020. 東京, 日本産科婦人科学会, 2020, 6-8.

60. 一般名 イミキモド (p.120)

1) ベセルナクリーム添付文書.
2) ベセルナクリームインタビューフォーム.
3) 田中忠夫. 産科感染症の管理と治療：STD・HIV. 日産婦誌. 60 (6), 2008 124-8.

61. 一般名 メトロニダゾール (p.122)

1) Leitich, H. et al. Bacterial vaginosis as a risk factor for preterm delivery : a meta-analysis. Am J Obstet Gynecol. 189 (1), 2003, 139-47.
2) Burtin, P. et al. Safety of metronidazole in pregnancy : a meta-analysis. Am J Obstet Gynecol. 172 (2 Pt 1), 1995, 525-9.

62. 一般名 クロラムフェニコール (p.124)

1) 日本性感染症学会. 性感染症 診断・治療ガイドライン 2008；細菌性腟症. 日本性感染症学会誌. 19 (1), 2008, 77-80.
2) 中島研. "抗菌薬". 薬物治療コンサルテーション 妊娠と授乳. 改訂2版. 伊藤真也ほか編. 東京, 南山堂, 2014, 145.

63. 一般名 アジスロマイシン水和物 (p.126)

1) 日本性感染症学会. 性感染症 診断・治療ガイドライン 2016. 日本感染症学会誌. 27 (1), 2016, 1-177.
2) 日本産科婦人科学会／日本産婦人科医会. "CQ602 妊娠中の性器スクリーニングと陽性者の取り扱いは？". 産婦人科診療ガイドライン：産科編 2020. 東京, 日本産科婦人科学会, 2020, 295-6.
3) 日本産科婦人科学会／日本産婦人科医会. "CQ101 クラミジア子宮頸管炎の診断と治療は？". 産婦人科診療ガイドライン：婦人科外来編 2020. 東京, 日本産科婦人科学会, 2020, 1-3.

64. 一般名 クラリスロマイシン (p.128)

1) 日本性感染症学会. 性感染症 診断・治療ガイドライン 2016. 日本感染症学会誌. 27 (1), 2016, 1-177.
2) 日本産科婦人科学会／日本産婦人科医会. "CQ602 妊娠中の性器スクリーニングと陽性者の取り扱いは？". 産婦人科診療ガイドライン：産科編 2020. 東京, 日本産科婦人科学会, 2020, 295-6.
3) 日本産科婦人科学会／日本産婦人科医会. "CQ101 クラミジア子宮頸管炎の診断と治療は？". 産婦人科診療ガイドライン：婦人科外来編 2020. 東京, 日本産科婦人科学会, 2020, 1-3.

65. 一般名 イソコナゾール硝酸塩 (p.130)

1) 日本産科婦人科学会／日本産婦人科医会. 産婦人科診療ガイドライン：婦人科外来編 2020. 東京, 日本産科婦人科学会, 2020, 286p.

2) 日本性感染症学会. 性感染症 診断・治療ガイドライン 2016. 日本感染症学会誌. 27 (1), 2016, 1-177.

3) Mendling, W. et al. Guideline vulvovaginal candidosis (2010) of the German Society for Gynecology and Obstetrics, German Society for Gynecology and Obstetrics, the Working Group for Infections and Infectimmunology in Gynecology and Obstetrics, the German Society of Dermatology, the Board of German Dermatologists and the German Speaking Mycological Society. Mycoses. 55 (Suppl 3), 2012, 1-13.

66. 一般名 オキシコナゾール硝酸塩 (p.132)

1) 日本産科婦人科学会／日本産婦人科医会. 産婦人科診療ガイドライン：婦人科外来編 2020. 東京, 日本産科婦人科学会, 2020, 286p.

2) 日本性感染症学会. 性感染症 診断・治療ガイドライン 2016. 日本感染症学会誌. 27 (1), 2016, 1-177.

3) Mendling, W. et al. Guideline vulvovaginal candidosis (2010) of the German Society for Gynecology and Obstetrics, German Society for Gynecology and Obstetrics, the Working Group for Infections and Infectimmunology in Gynecology and Obstetrics, the German Society of Dermatology, the Board of German Dermatologists and the German Speaking Mycological Society. Mycoses. 55 (Suppl 3), 2012, 1-13.

4) オキナゾール®添付文書

67. 一般名 アモキシシリン水和物 (p.134)

1) 日本性感染症学会編. 梅毒診療ガイド. 2018. http://jssti.umin.jp/pdf/syphilis-medical_guide.pdf [2020. 12. 14]

2) サワシリン®添付文書.

3) 大井理恵. "感染症⑧梅毒". 周産期のくすり大辞典. ペリネイタルケア 2019 新春増刊. 大阪, メディカ出版, 2019, 90-1.

68. 一般名 スピラマイシン酢酸エステル (p.136)

1) 日本性感染症学会編. 梅毒診療ガイド. 2018. http://jssti.umin.jp/pdf/syphilis-medical_guide.pdf [2020. 12. 14]

2) アセチルスピラマイシン®添付文書.

3) 大井理恵. "感染症⑧梅毒". 周産期のくすり大辞典. ペリネイタルケア 2019 新春増刊. 大阪, メディカ出版, 2019, 90-1.

69～77。 —般名 ジドブジンほか (p.138～143)

1）「HIV 感染妊娠に関する全国疫学調査と診療ガイドラインの策定ならびに診療体制の
確立」班，分担研究「HIV 感染妊娠に関する診療ガイドラインの策定」班. HIV 感
染妊娠に関する診療ガイドライン. 初版. 2018. http://hivboshi.org/manual/
guideline/2018_guideline.pdf [2020. 12. 15]

2）「HIV 感染者の妊娠・出産・予後に関する疫学的・コホート的調査研究と情報の普及
啓発法の開発ならびに診療体制の整備と均てん化に関する研究」班，分担研究「HIV
感染妊娠に関する診療ガイドラインの改訂と HIV 母子感染予防対策マニュアルの補
填」班. HIV 母子感染予防対策マニュアル. 第 8 版. 2019. http://hivboshi.org/
manual/manual/manual8.pdf [2020. 12. 15]

3）日本産科婦人科学会／日本産婦人科医会. "CQ610 HIV 感染の診断と感染妊婦取り
扱いは？". 産婦人科診療ガイドライン：産科編 2020. 東京，日本産科婦人科学会，
2020，320-2.

1 部…第 2 章

6。 —般名 トラネキサム酸 (p.164)

1）五団体合同産科危機的出血への対応ガイドライン改訂委員会. 産科危機的出血への
対応指針 2017. 2017. http://www.jsog.or.jp/activity/pdf/shusanki_
shishin2017.pdf [2020. 12. 18]

10。 —般名 アスピリン (p.172)

1）バイアスピリン®添付文書.

11。 —般名 アスピリン・ダイアルミネート配合 (p.174)

1）バイアスピリン®添付文書.

16。 —般名 フォンダパリヌクスナトリウム (p.184)

1）Marietta M. et al. Randomised controlled trial comparing efficacy and
safety of high versus low Low-Molecular Weight Heparin dosages in
hospitalized patients with severe COVID-19 pneumonia and coagulopathy
not requiring invasive mechanical ventilation (COVID-19 HD)：a
structured summary of a study protocol. Trials. 21（1），2020，574.

1。 —般名 アセトアミノフェン (p.192)

1) Hale, TW. et al. Medications and Mothers' Milk 2017. 17th ed. Berlin, Springer Publishing, 2016, 1096p.

2。 —般名 イブプロフェン (p.194)

1) Hale, TW. et al. Medications and Mothers' Milk 2017. 17th ed. Berlin, Springer Publishing, 2016, 1096p.

3。 —般名 アモキシシリン水和物・クラブラン酸カリウム配合 (p.196)

1) Hale, TW. et al. Medications and Mothers' Milk 2017. 17th ed. Berlin, Springer Publishing, 2016, 1096p.

4。 —般名 セファレキシン (p.198)

1) Hale, TW. et al. Medications and Mothers' Milk 2017. 17th ed. Berlin, Springer Publishing, 2016, 1096p.

5。 —般名 葛根湯 (p.200)

1) 佐藤芳昭ほか. 乳汁うっ滞性乳腺炎に対する葛根湯の投与効果と母乳移行について. 産科と婦人科. 50 (9), 1983, 1722-7.

6。 —般名 カベルゴリン (p.202)

1) 武谷雄二ほか. CG-101（カバサール®錠）の産褥性乳汁分泌抑制を必要とする褥婦に対する第Ⅲ相二重検盲比較試験：メシル酸ブロモクリプチンとの比較. 産科と婦人科. 70 (7), 2003, 965-78.
2) 出口奎示. 妊娠中期中絶後 cabergoline による乳汁分泌の抑制. 産科と婦人科. 72 (8), 2005, 1081-5.

7。 —般名 ブロモクリプチンメシル酸塩 (p.204)

1) 出口奎示. 妊娠中期中絶後 cabergoline による乳汁分泌の抑制. 産科と婦人科 72 (8), 2005, 1081-5.
2) 日本助産師会母乳育児支援業務基準検討特別委員会編. 母乳育児支援業務基準 乳腺炎 2015. 東京, 日本助産師会出版, 2015, 55-6.
3) 武谷雄二ほか. CG-101（カバサール®錠）の産褥性乳汁分泌抑制を必要とする褥婦に対する第Ⅲ相二重検盲比較試験：メシル酸ブロモクリプチンとの比較. 産科と婦人科. 70 (7), 2003, 965-78.

8. 一般名 セルトラリン塩酸塩 (p.206)

1) 日本うつ病学会 気分障害の治療ガイドライン作成委員会. 日本うつ病学会治療ガイドライン Ⅱ. うつ病 (DSM-5) / 大うつ病性障害 2016. 2016.
https://www.secretariat.ne.jp/jsmd/iinkai/katsudou/data/160731.pdf
[2020.12. 21]

2) Werner, E. et al. Preventing postpartum depression : review and recommendations. Arch Womens Ment Health. 18 (1), 2015, 41-60.

3) Drugs and Lactation Database (LactMed).
https://www.ncbi.nlm.nih.gov/books/NBK501922/ [2020.12. 21]

9. 一般名 ロラゼパム (p.208)

1) Drugs and Lactation Database (LactMed).
https://www.ncbi.nlm.nih.gov/books/NBK501922/ [2020.12. 21]

10. 一般名 エスゾピクロン (p.210)

1) Drugs and Lactation Database (LactMed).
https://www.ncbi.nlm.nih.gov/books/NBK501922/ [2020.12. 21]

11. 一般名 アリピプラゾール (p.212)

1) Drugs and Lactation Database (LactMed).
https://www.ncbi.nlm.nih.gov/books/NBK501922/ [2020.12. 21]

12. 一般名 ラモトリギン (p.214)

1) 大谷英之ほか. 妊娠中のラモトリギンの血中濃度の変化および発作の悪化について. てんかん研究. 34 (1), 2016, 3-9.

2) 加藤昌明. "抗てんかん薬". 薬物治療コンサルテーション 妊娠と授乳. 改訂 3 版. 伊藤真也ほか編. 東京, 南山堂, 2020, 529-48.

1 部…第 4 章

1. 一般名 アドレナリン (エピネフリン) (p.216)

1) ボスミン®添付文書.

2) 細野茂晴編. "新生児蘇生法の実際 STEP 7：薬物投与". 日本版救急蘇生ガイドライン 2015 に基づく新生児蘇生法テキスト. 第 3 版. 東京, メジカルビュー社, 2016, 80-4.

2. 一般名 **生理食塩液 (p.218)**

1) 大塚生食注添付文書.
2) 細野茂晴編. "新生児蘇生法の実際 STEP 7：薬物投与". 日本版救急蘇生ガイドライン 2015 に基づく新生児蘇生法テキスト. 第3版. 東京, メジカルビュー社, 2016, 80-4.

3. 一般名 **炭酸水素ナトリウム (p.220)**

1) 細野茂晴編. "新生児蘇生法の実際 STEP 7：薬物投与". 日本版救急蘇生ガイドライン 2015 に基づく新生児蘇生法テキスト. 第3版. 東京, メジカルビュー社, 2016, 80-4.

4. 一般名 **パリビズマブ（遺伝子組換え）(p.222)**

1) Kusuda, S. et al. Results of clinical surveillance during the Japanese first palivizumab season in 2002-2003. Pediatr Int. 48(4), 2006, 362-8.

5. 一般名 **メナテトレノン (p.224)**

1) 日本小児科学会新生児委員会ビタミンK投与法の見直し小委員会. 「新生児・乳児ビタミンK欠乏性出血症に対するビタミンK製剤投与の改訂ガイドライン（修正版）. https://www.jpeds.or.jp/uploads/files/saisin_110131.pdf [2021. 1. 25]
2) 斉藤敬子. "ビタミンK". 周産期のくすり大事典. ペリネイタルケア 2019 新春増刊. 大阪, メディカ出版, 2019, 158-9.

2部

1. 一般名 **プレドニゾロン (p.228)**

1) 「関節リウマチ（RA）や炎症性腸疾患（IBD）罹患女性患者の妊娠，出産を考えた治療指針の作成」研究班. 全身性エリテマトーデス（SLE），関節リウマチ（RA），若年性特発性関節炎（JIA）や炎症性腸疾患（IBD）罹患女性患者の妊娠，出産を考えた治療指針. 2018, 30, 51, 54. https://ra-ibd-sle-pregnancy.org/data/sisin201803.pdf [2020. 12. 15]

2. 一般名 **サラゾスルファピリジン (p.228)**

1) 「関節リウマチ（RA）や炎症性腸疾患（IBD）罹患女性患者の妊娠，出産を考えた治療指針の作成」研究班. 全身性エリテマトーデス（SLE），関節リウマチ（RA），若年性特発性関節炎（JIA）や炎症性腸疾患（IBD）罹患女性患者の妊娠，出産を考えた治療指針. 2018, 31, 52, 54. https://ra-ibd-sle-pregnancy.org/data/sisin201803.pdf [2020. 12. 15]

12. 一般名 オロパタジン塩酸塩 (p.230)

1) National Asthma Education and Prevention Program. Expert Panel Report Ⅲ : Guidelines for the diagnosis and management of asthma (EPR-3). 2007.
https://www.nhlbi.nih.gov/health-topics/guidelines-for-diagnosis-management-of-asthma [2020. 12. 16]
2) Namazy, JA. et al. The safety of intranasal steroids during pregnancy : A good start. J Allergy Clin Immunol. 138 (1), 2016, 105-6.

14. 一般名 オセルタミビルリン酸塩 (p.231)

1) Donner, B. et al. Safety of oseltamivir in pregnancy : a review of preclinical and clinical data. Drug Saf. 33 (8), 2010, 631-42.
2) Saito, S. et al. Outcomes of infants exposed to oseltamivir or zanamivir in utero during pandemic (H1N1) 2009. Am J Obstet Gynecol. 209 (2), 2013, 130. e1-9.

15. 一般名 ザナミビル水和物 (p.232)

1) Minakami, H. et al. Pregnancy outcomes of women exposed to laninamivir during pregnancy. Pharmacoepidemiol Drug Saf. 23 (10), 2014, 1084-7.
2) 齋藤滋. Q&A 授乳婦への抗インフルエンザウイルス薬の処方について教えてください. インフルエンザ. 15 (2), 2014, 26.

18. 一般名 バルプロ酸ナトリウム (p.233)

1) Andrade C. Valproate in Pregnancy : Recent Research and Regulatory Responses. J Clin Psychiatry. 79 (3), 2018, 18f12351.
2) Wieck A, et al. Dangers of valproate in pregnancy. BMJ. 361, 2018, k1609.

19. 一般名 カルバマゼピン (p.234)

1) Nulman, I. Carbamazepine in pregnancy. BMJ. 341, 2010, c6582.
2) Jentink, J. et al. Intrauterine exposure to carbamazepine and specific congenital malformations : systematic review and case-control study. BMJ. 341, 2010, c6581.

20. 一般名 ラモトリギン (p.234)

1) Koo, J. et al. Antiepileptic drugs (AEDs) during pregnancy and risk of congenital jaw and oral malformation. Oral Dis. 19 (7), 2013, 712-20.
2) Kong, L. et al. The risks associated with the use of lamotrigine during pregnancy. Int J Psychiatry Clin Pract. 22 (1), 2018, 2-5.
3) Meador, KJ. et al. Fetal antiepileptic drug exposure and cognitive outcomes at age 6 years (NEAD study) : a prospective observational study. Lancet Neurol. 2013, 12 (3), 244-52.

25. 一般名 アセトアミノフェン (p.237)

1) Yuelong, Ji. et al. Association of Cord Plasma Biomarkers of In Utero Acetaminophen Exposure With Risk of Attention-Deficit/Hyperactivity Disorder and Autism Spectrum Disorder in Childhood. JAMA Phychiatry. 77 (2), 2020, 180-9.

26. 一般名 ロキソプロフェンナトリウム水和物 (p.237)

1) Li, DK. et al. Exposure to non-steroidal anti-inflammatory drugs during pregnancy and risk of miscarriage : population based cohort study. BMJ. 327 (7411), 2003, 368.
2) Antonucci, R. et al. Use of non-steroidal anti-inflammatory drugs in pregnancy : impact on the fetus and newborn. Curr Drug Metab. 13 (4), 2012, 474-90.

27. 一般名 ジクロフェナクナトリウム (p.238)

1) Briggs, GG. et al. "Diclofenac". Drugs in Pregnancy and Lactation. 11th ed. Zuid-Holland, Wolters Kluwer, 2017, 415-7.
2) 川辺良一. 妊婦への投薬. 歯科薬物療法. 35 (1), 2016, 40-8.

30. 一般名 プロポフォール (p.239)

1) 舘田一博ほか. "麻薬および類似薬, 麻酔薬". 今日の治療薬 2020. 浦部晶夫ほか編. 東京, 南江堂, 2020, 989-1019.

薬剤名INDEX

※**太字**は一般名を示す。2021年1月現在の資料に基づく。

カ行

サ行

マ行

ヨ〜ワ

くすこれ

助産師のための薬これだけ

秒でひけてケアにつながる

2021年4月1日発行　第1版第1刷

編　著　中田 雅彦

発行者　長谷川 素美

発行所　株式会社メディカ出版
　　　　〒532-8588
　　　　大阪市淀川区宮原3-4-30
　　　　ニッセイ新大阪ビル16F
　　　　https://www.medica.co.jp/

編集担当　西岡和江・福嶋隆子・深見佳代

編集協力　白石あゆみ・加藤明子
　　　　　有限会社エイド出版

装　幀　安楽麻衣子

印刷・製本　株式会社シナノ パブリッシング プレス

ISBN978-4-8404-7549-5　Printed and bound in Japan

当社出版物に関する各種お問い合わせ先（受付時間：平日9：00～17：00）
●編集内容については、編集局 06-6398-5048
●ご注文・不良品（乱丁・落丁）については、お客様センター 0120-276-591
●付属のCD-ROM、DVD、ダウンロードの動作不具合などについては、
　　　　　　　　　　　　　デジタル助っ人サービス 0120-276-592